中华烹饪古籍经典藏书

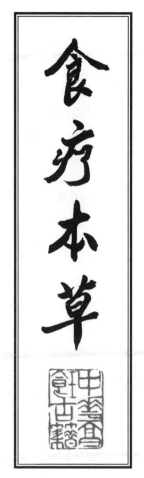

食疗本草

[唐] 孟诜 撰

中国商业出版社

图书在版编目（CIP）数据

食疗本草 /（唐）孟诜撰 .-- 北京 : 中国商业出版社，2022. 10

ISBN 978-7-5208-2225-1

Ⅰ . ①食… Ⅱ . ①孟… Ⅲ . ①食物本草②食物疗法 Ⅳ . ① R281.5 ② R247.1

中国版本图书馆 CIP 数据核字（2022）第 168069 号

责任编辑：郑　静

中国商业出版社出版发行

（www.zgsycb.com　100053　北京广安门内报国寺 1 号）

总编室：010-63180647　编辑室：010-83118925

发行部：010-83120835/8286

新华书店经销

唐山嘉德印刷有限公司印刷

*

710 毫米 ×1000 毫米　16 开　21 印张　190 千字

2022 年 10 月第 1 版　2022 年 10 月第 1 次印刷

定价：89.00 元

＊＊＊＊

（如有印装质量问题可更换）

中华烹饪古籍经典藏书
指导委员会
（排名不分先后）

名誉主任

杨　柳　魏稳虎

主　任

张新壮

副主任

吴　颖　周晓燕　邱庞同　杨铭铎　许菊云

高炳义　孙晓春　卢永良　赵　珩

委　员

姚伟钧　杜　莉　王义均　艾广富　周继祥

赵仁良　王志强　焦明耀　屈　浩　张立华

二　毛

委 员

林百浚	闫 囡	杨英勋	尹亲林	彭正康	兰明路
胡 洁	孟连军	马震建	熊望斌	王云璋	梁永军
唐 松	于德江	陈 明	张陆占	张 文	王少刚
杨朝辉	赵家旺	史国旗	向正林	王国政	陈 光
邓振鸿	刘 星	邸春生	谭学文	王 程	李 宇
李金辉	范玖炘	孙 磊	高 明	刘 龙	吕振宁
孔德龙	吴 疆	张 虎	牛楚轩	寇卫华	刘彧弢
王 位	吴 超	侯 涛	赵海军	刘晓燕	孟凡字
佟 彤	皮玉明	高 岩	毕 龙	任 刚	林 清
刘忠丽	刘洪生	赵 林	曹 勇	田张鹏	阴 彬
马东宏	张富岩	王利民	寇卫忠	王月强	俞晓华
张 慧	刘清海	李欣新	王东杰	渠永涛	蔡元斌
刘业福	王德朋	王中伟	王延龙	孙家涛	郭 杰
张万忠	种 俊	李晓明	金成稳	马 睿	乔 博

《食疗本草》工作团队

统　筹

刘万庆

增　补

张　鼎

校　注

吴受琚　俞　晋

编　务

辛　鑫

中国烹饪古籍丛刊
出版说明

国务院一九八一年十二月十日发出的《关于恢复古籍整理出版规划小组的通知》中指出：古籍整理出版工作"对中华民族文化的继承和发扬，对青年进行传统文化教育，有极大的重要性"。根据这一精神，我们着手整理出版这部丛刊。

我国的烹饪技术，是一份至为珍贵的文化遗产。历代古籍中有大量饮食烹饪方面的著述，春秋战国以来，有名的食单、食谱、食经、食疗经方、饮食史录、饮食掌故等著述不下百种，散见于各种丛书、类书及名家诗文集的材料，更是不胜枚举。为此，发掘、整理、取其精华，运用现代科学加以总结提高，使之更好地为人民生活服务，是很有意义的。

为了方便读者阅读，我们对原书加了一些注释，并把部分文言文译成现代汉语。这些古籍难免杂有不符合现代科学的东西，但是为尽量保持其原貌原意，译注时基本上未加改动；有的地方作了必要的说明。希望读者本着"取其精华，去其糟粕"的精神用以参考。

编者水平有限，错误之处，请读者随时指正，以便修订和完善。

中国商业出版社

1982 年 3 月

出版说明

20世纪80年代初，我社根据国务院《关于恢复古籍整理出版规划小组的通知》精神，组织了当时全国优秀的专家学者，整理出版了"中国烹饪古籍丛刊"。这一丛刊出版工作陆续进行了12年，先后整理、出版了36册。这一丛刊的出版发行奠定了我社中华烹饪古籍出版工作的基础，为烹饪古籍出版解决了工作思路、选题范围、内容标准等一系列根本问题。但是囿于当时条件所限，从纸张、版式、体例上都有很大的改善余地。

党的十九大明确提出："深入挖掘中华优秀传统文化蕴含的思想观念、人文精神、道德规范，结合时代要求继承创新，让中华文化展现出永久魅力和时代风采。"做好古籍出版工作，把我国宝贵的文化遗产保护好、传承好、发展好，对赓续中华文脉、弘扬民族精神、增强国家文化软实力、建设社会主义文化强国具有重要意义。中华烹饪文化作为中华优秀传统文化的重要组成部分必须大力加以弘扬和发展。我社作为文化的传播者，坚决响应党和国家的号召，以传播中华烹饪传统文化为己任，高举起文化自信的大旗。因此，我社经过慎重研究，重新系统、全面地梳理中华烹饪古籍，将已经发现的 150 余种烹饪古籍分 40 册予以出版，即这套全新的"中华烹饪古籍经典藏书"。

此套丛书在前版基础上有所创新，版式设计、编排体例更便于各类读者阅读使用，除根据前版重新完善了标点、注释之外，补齐了白话翻译。对古籍中与烹饪文化关系不十分紧密或可作为另一专业研究的内容，例如制酒、饮茶、药方等进行了调整。由于年代久远，古籍中难免有一些不符合现代饮食科学的内容和包含有现行法律法规所保护的禁止食用的动植物等食材，为最大限度地保持古籍原貌，我们未做改动，希望读者在阅读过程中能够"取其精华、去其糟粕"，加以辨别、区分。

我国的烹饪技术，是一份至为珍贵的文化遗产。历代古籍中留下大量有关饮食、烹饪方面的著述，春秋战国以来，有名的食单、食谱、食经、食疗经方、饮食史录、饮食掌故等著述屡不绝书，散见于诗文之中的材料更是不胜枚举。由于编者水平所限，书中难免有错讹之处，欢迎大家批评指正，以便我们在今后的出版工作中加以修订和完善。

中国商业出版社

2022 年 8 月

本书简介

　　《食疗本草》是唐代中叶的一部重要食疗养生专著。作者孟诜、张鼎在博采医学著作、总结临床经验的基础上，以日常生活中食用的瓜果、菜蔬、草木、动物、米谷等为主要药用来源，阐述它们的药理作用、食用方法、炮制过程、治疗效果、服食禁忌、贮藏方法等，是一部内容丰富、取材广泛，有实际临床效果的中国传统食疗古籍。

　　本书原已散失，今从可见的医方类、本草类、养生类等诸种书籍中，以及敦煌发现的唐人手写卷子、日本学者的诸种医药书籍中辑佚、整理，共得三百九十一种，尽量采用现代医药学知识加以注释，并以笔画排列成序，便于检阅。

中国商业出版社

2022年6月

校 例

一、本书以《四部丛刊》金泰和年间张存惠晦明轩刊《重修政和经史证类备用本草》本所引用《食疗本草》条文为辑佚底本。

二、药品编次：以药品名笔画顺序排列。

三、参校书目：

卷子本：以英国博物馆藏缩微胶片S.76号为主，参阅《敦煌石室古本草》中所引残卷条目。

《经史证类大观本草》：采用光绪三十年，柯逢时影宋刊本。

《嘉祐本草》：采用《经史证类备用本草》本。

《医心方》：人民卫生出版社影印日本手抄本。

《延寿类要》：采用《敦煌石室古本草》本。

《本草纲目》：人民卫生出版社校点本。

《敦煌石室碎金》：罗福葆手抄本，东方学会影印刊行本。

《敦煌石室古本草》：排印本。

中尾万三辑本。

《医方类聚》：人民卫生出版社排印本。

四、条文次序：以《食疗本草》条文为主，从他书补入者列后，并注明引文出处。

五、增删号：书中凡删字，用（ ）表示；增补字，用［ ］表示。

六、校注：校，是校对不同版本中引文异同。注，主要阐述药品的分类种属、异名、性味、成分、归经、功用及现代药理分析等，以便使读者全面了解药品的食疗价值。

目　录

三画

干苔①（一）

味咸，寒（一云：温）。主（二）痔、杀虫及霍乱呕吐不止，煮汁服之。又，心腹烦闷者，冷水研如泥，饮之即止（三）。又（四），发诸疮疥，下一切丹石，杀诸药毒。不可多食（五），令人痿黄，少血色。杀木蠹虫②，内木孔中。但是海族之流，皆下丹石（六）。

【校】

（一）干苔：为《嘉祐本草》新补药，下云："见孟诜、陈藏器、日华子。"今据补入。

（二）主，《食疗本草》敦煌本作"治"。

（三）唐陈藏器《本草拾遗》作"心腹烦闷者，冷水研如泥，饮之即止"。可知此句应为陈藏器之文。

（四）又，《食疗本草》敦煌本作"但"。

（五）《食疗本草》敦煌本重复"多食"二字。

（六）《食疗本草》敦煌本引作"盖凡海族之流，皆下丹石。又，纳木孔中，杀木蠹虫"。宋《日华子本草》论

---

① 干苔：又名海苔菜、苔菜、青苔、红蒿。为石莼科植物条浒苔等的藻体。油绿色或暗绿色，多生长在沿海一带及洼地水沼中。品种很多，民间食用者叫作干苔，多是数种混杂在一起。常见的有扁浒苔、肠浒苔、育枝浒苔等。干苔味咸性寒，有软坚化痰、消结行水的功用。

② 蠹（dù）虫：蛀蚀器物的虫子。

干苔曰："下一切丹石诸药毒。纳木孔中，杀蠹。"李时珍《本草纲目》引作："孟诜曰：'苔脯食多，发疮疥，令人瘦黄，少血色'"，又"治痔、杀虫及霍乱呕吐不止，煮汁服"。据此可知孟诜文应是"味咸、寒。主痔、杀虫及霍乱呕吐不止，煮汁服之。又，苔脯食多，发诸疮疥，不可多食，令人瘦黄，少血色"。

干枣①（一）

温。主补（虚）［津］液，［养脾气］，强志（二）。

三年（三）陈者核中仁：主恶气②，卒疰忤③（四）。又云：洗心腹邪气，和百药毒，通九窍，补不足气。

【校】

（一）干枣：此条据《嘉祐本草》引"孟诜曰"补入。

（二）"补虚液"义不通，据《食疗本草》敦煌本、《延寿类要》本、《医心方》卷三十应改"补津液"，又《医心方》卷三十"强志"前有"养脾气"三字，是，今据补。

（三）《食疗本草》敦煌本"三年"作"一年"。

（四）《食疗本草》敦煌本作"治恶气，卒病忤"。

① 干枣：大枣成熟后晒干的果实。详见"大枣条"下注。

② 恶气：一般指自然界中乖戾（lì）之气和血肉腐败后的恶气。

③ 疰（zhù）忤（wǔ）：指呼吸了恶气后引起的寒热往来、精神错乱或沉默不语等病症。积年累月，渐至委顿、死亡。中医称此为"疰忤"。

大麦^①（一）

大麦久食之头发不白，和针沙^②、没石子^③等染发，黑色。曝食之，亦稍似［令］脚弱（二），为下气及腰肾［间气］故（三）。久服甚宜人（四）。熟即益人，带生即冷，损人。

【校】

（一）此条据《嘉祐本草》引"孟诜曰"补入。

（二）《医心方》卷三十引作"曝食之令脚弱"。今据补"令"字。又《食疗本草》敦煌本引作"稍令脚弱"。

（三）《医心方》卷三十引作"为腰肾间气下故也"，语气较顺易懂，今据补。《食疗本草》敦煌本句末有"也"字。

（四）《医心方》卷三十引作"久服即好"。

---

① 大麦：《广雅》名麰（móu），又名稞（luǒ）麦、赤膊麦、饭麦等。为禾本科植物大麦的果实。味甘、咸，性凉。有消渴除热、宽胸下气、和脾胃、止泄泻、利小便的作用。其益气补中、实五脏、厚肠胃的功能，不亚于粳米。

② 针沙：碌砂的古籍别名。原名丹砂，后人以它的颜色为朱色，遂名为朱砂。又因为湖南辰州出产者最良，故又有辰砂之称。其外形为大小不一的片状、块状或细小颗粒状，以有光泽、微透明、无杂质者良。市场销售者有朱宝砂、镜面砂、豆瓣砂等种类。朱砂味甘、性微寒，主要成分有硫化汞。内服有安神定惊、解毒、明目的作用；外用可治疗疮痂（jiā）息肉、沙蜂叮蜇。

③ 没石子：无食子的古籍别名。又名没食子、无石子、墨石子。为没食子蜂科昆虫没食子蜂的幼虫，寄生于壳斗科植物没食子树幼枝上所产生的虫瘿（yīng）。药用多采集幼虫尚未长成飞去的虫瘿。球形，有短柄，有疣状突起。外表灰褐色，质坚厚。内含没食子鞣（róu）质、没食子酸、树脂等成分。其味苦、涩，性温，无毒。有温中固气、益血生精、和气安神的作用。

大枣①

枣和桂心②、白瓜仁③、松树皮④为丸，久服香身，并衣亦香。

又（一），疗耳聋、鼻塞，不闻音声、香臭者。取大枣十五枚，去皮核；萆麻子⑤三百颗，去皮。二味和捣，绵裹，塞耳、鼻。日一度易，三十余日，闻声及香臭。先治耳，后治鼻，不可并塞之。

---

① 大枣：又名刺枣、美枣、良枣，俗称红枣。大枣营养丰富，内含蛋白质、糖类、黏液质、有机酸、维生素A、维生素B₂、维生素C等成分，以及微量钙、磷、铁等。临床实验证明其具有保护肝脏的作用，有预防输血反应、过敏性紫斑病、贫血、胃溃疡、治疗神经衰弱、增强肌体对癌细胞的免疫力的功效。大枣味甘，性平温。入脾、胃两经。《本经》云："主心腹邪气、安中养脾，助十二经，平胃气，通九窍，补少气、少津液，身中不足，大惊、四肢重、和百药。"

② 桂心：为樟科樟属常绿乔木桂植物。临床应用剥去外层的粗皮与内面的薄皮，取其中心层，所以桂心又名中桂，亦作为"肉桂"的处方名。其质坚、芳香而味辛、甘，性热。现代生药分析，它含有桂皮油，其主要成分是桂皮醛，并含少量乙酸苯丙酯、乙酸桂皮酯以及黏液、鞣质等成分，具有中枢性及末梢性扩张血管的作用，能振奋神经系统的活动，增强血液循环。但阴虚火旺及孕妇慎用。本品芳香馥郁，轻扬升散，正是处方中用桂心的旨意。

③ 白瓜仁：冬瓜子。种子内含皂苷、脂肪及瓜氨酸，脂肪油中含有亚油酸、油酸、饱和脂肪酸等成分。其味甘、性凉。有皮肤保健作用。其他作用可见白瓜子条注中。

④ 松树皮：又名松木皮、赤龙鳞、赤龙皮。有祛风、胜湿、祛瘀、敛疮的作用。煎汤熏洗，可治皮肤瘙痒症、白秃等。

⑤ 萆（bì）麻子：蓖麻子的古籍别名。又名杜麻、草麻、勒菜、大麻子等。为大戟科植物蓖麻的种子。含较多的脂肪油，但因含有蓖麻毒蛋白及蓖麻碱，可引起中毒死亡，应予以注意。蓖麻子味甘、辛，有通滞泻下、消肿拔毒的作用。

又方：巴豆①十粒，去壳，生用。松脂②同捣，绵裹，塞耳。

【校】

（一）此条混在"干枣"条内，今据《嘉祐本草》补入，并别出。

大豆③ (一)

微寒 (二) 主中风，脚弱，产后诸疾。若和甘草④煮汤饮之，去一切热毒气，善治风毒脚气。煮食之，主心痛、筋

---

① 巴豆：又名巴菽、刚子、江子、老阳子、巴米等。为大戟科植物巴豆的种子。巴豆子含巴豆油，是最强烈的泻药，并对皮肤黏膜有刺激作用，可发展为脓疱，甚至坏死。种子中还含有巴豆毒素，是一种毒性球蛋白，使用时应特别注意。巴豆味辛，性热，有毒。外用可治疗恶疮疥癣、通利关窍。

② 松脂：松香，又名松膏、松肪、黄香、松胶、沥青等。为松科植物马尾松或同属松科植物树干中取得的油树脂再加工提炼后所得的半透明淡黄色块状物质。味苦、甘，性温。《本经》曰："主痈疽恶疮、头疡白秃、疥瘙风气，安五脏，除热。"

③ 大豆：指黑大豆，又名冬豆子、乌豆、乌豆、黑豆、大菽。为豆科植物大豆的黑色种子。种内含有丰富的蛋白质、脂肪、胡萝卜素、碳水化合物，以及烟酸、木糖、葡萄糖、维生素B_1、维生素B_2等成分。其味甘，性平，入脾、肾经。有调中下气、活血通脉、疏风解痉、补肝肾、填骨髓、长肌肤、益气力、延年等作用。黑大豆善除肾经的风热，故能消水除肿，入他药中，还能解诸药毒。

④ 甘草：味甘，性平，入脾、胃、肺经。《名医别录》曰："温中下气，烦满短气，伤脏咳嗽，止渴，通经脉，利血气，解百药毒。"甘草能调和百药性能，陶弘景称之为"国老"。

挛、膝痛、胀满。杀乌头①、附子②毒。

大豆黄屑③：忌猪肉。小儿不得与(三)炒豆食之，若食了(四)，忽食猪肉，必壅气致死。十(五)有八九。十岁已上不畏(六)。

大豆(七)：寒。和饭捣，涂一切毒肿。疗男女阴肿，以绵裹内之(八)。杀诸药毒。

谨按：煮饮服之，去一切毒气(九)，除胃中热痹④(十)，(肠)[伤]中，淋露⑤，下淋血(十一)，散五脏结积，内

---

① 乌头：川乌头，为毛茛（gèn）科植物乌头的块根。多年生草本，块根通常两个相连，呈纺锤形或倒卵形。干燥的子根呈圆锥形，质坚实，无臭，味辛辣而麻舌。乌头含有六种生物碱，毒性极强。动物试验可使心脏收缩、心律紊乱、血压降低、抑制呼吸中枢、导致死亡，应特别注意。明代以前把川乌头与草乌头统称为乌头，至李时珍起，才加以明确区分。《本草纲目》云："乌头有两种，出彰明者即附子之母，今人谓之川乌头是也；其产江左、山南等处者，乃《本经》所列乌头，今人谓之草乌头者是也。"川乌头味辛、性热，《主治秘要》云："其用有六：除寒一也；去心下坚痞二也；温养脏腑三也；治诸风四也；破聚滞气五也；感寒腹痛六也。"

② 附子：乌头旁生的块根。附子亦含有乌头碱，虽较乌头为低，但如炮制不得法，或服用不当，也会发生中毒死亡。其炮制方法有多种，与制乌头法相近。其味辛、甘、性热。入心、脾、肾经。有回阳补火、散寒除湿的功能。其药理正如《本草正义》所云："附子本是辛温大热，其性善走，故为通行十二经纯阳之要药。外则达皮毛而除表寒，里则达下元而温痼（gù）冷。彻内彻外，凡三焦经络，诸脏诸腑，果有真寒，无不可治。"

③ 大豆黄屑：《名医别录》曰："炒为屑，主胃中热，去肿除痹，消谷，止腹胀。"

④ 热痹：一种具有热象的痹症。凡是具有全身发热，关节肌肉灼热、疼痛、红肿等症候者统称为热痹。

⑤ 淋露：淋露始见于《灵枢经》卷十一，其曰："八风皆从其虚之乡来，乃能病人。三虚相搏则为暴病卒死；两实一虚，病则为淋露寒热；犯其雨湿之地，则为痿。"淋露，一种解释为汗出如露滴也；一种解释为或因淋雨、或因露风，而为寒热；一种解释为淋病，小溲不利、点点滴滴，并伴有高烧、寒热往来等症状，即现代医学之泌尿系感染症。

寒。和桑柴灰^①汁煮之_{（十二）}，下水鼓腹胀。

其豆黄^②：主湿痹、膝痛、五脏不足气、胃气结积、益气、润肌肤。末之，收成_{（十三）}炼猪膏^③为丸，服之，能肥健人。

又，卒失音，生大豆一升，青竹箅子^④四十九枚，长四寸，阔一分，和水煮熟，日夜二服，瘥^⑤。

又，每食后，净磨拭_{（十四）}，吞鸡子大，令人长生_{（十五）}。初服时，似身重，一年已后，便觉身轻。

又，益阳道_{（十六）}。

大豆：平_{（十七）}。主霍乱吐逆。

又，生捣和饮，疗一切毒，服、涂之。

【校】

（一）大豆，《证类本草》卷二十五引在“生大豆”条下。受琚案：“生大豆”即大豆，故不出“生”字。

（二）微寒，《嘉祐本草》引作“寒”，《医心方》引作“平”。《本草经疏》曰：“大豆，岐伯云：生温，熟寒。藏器云：生平，炒食极热，煮食极寒。观《本经》及孟诜云

---

① 桑柴灰：详见“桑柴灰”条注文。

② 豆黄：大豆黄卷。详见大豆黄卷条注文。

③ 猪膏：猪油脂。《延年秘录方》曰：“服食大豆，令人长肌肤、益颜色、填骨髓、加气力、补虚能食。用大豆五升，如作酱法，取黄捣末，以猪肪炼膏和丸，梧子大，每服五十丸至百丸，温酒下，神验秘方也。”与本书服法相同。

④ 青竹箅（suàn）子：计数用的长四寸、宽一分的青竹片子。

⑤ 瘥（chài）：病愈。

生捣涂肿毒，则生者非温矣。《本经》又云炒为屑，主胃中热，则炒者又非极热矣。应是生平，炒温，煮寒。"可参酌。

（三）与，《食疗本草》敦煌本下有"之"字。

（四）了，《食疗本草》敦煌本作"毕"。

（五）十，《食疗本草》敦煌本作"年"。受琚案：《千金方·食治篇》引黄帝云："服大豆屑忌食猪肉。炒豆不得与一岁已上，十岁已下小儿食，食竟啖猪肉，必拥气死。"可知十岁以上者不畏也。此处言"十有八九"，是指食炒豆后又食猪肉，小儿十个有八九个必病，"十"作"年"，于义不通。

（六）《证类本草》引"上"下有"者"字，句末有"也"字。日本中尾万三引作"年有八、九、十岁以上不畏"。

（七）此条见《嘉祐本草》，今补入。

（八）内，《食疗本草》敦煌本作"纳"。

（九）《食疗本草》敦煌本引"孟诜曰"作"又，煮饮服之，去一切毒气。又，生捣涂服，疗一切毒服"。

（十）除胃中热痹，《千金方·食治篇》作"除胃中热，却风痹"。

（十一）肠中、淋露、下淋血，《名医别录》引作"伤中、淋露、下瘀血"，《千金方·食治篇》引亦同，今据改"肠"为"伤"。

（十二）煮之，《医心方》作"煮服"。

（十三）末之，收成：《食疗本草》敦煌本作"研末，收之"。

（十四）净磨拭：《食疗本草》敦煌本作"以豆净磨拭"。

（十五）长生：《食疗本草》敦煌本作"长大"。

（十六）阳道：《医心方》作"阳事"，旁注曰："交接事也。"

（十七）此条据《医心方》卷三十补入。

大豆黄卷①

卷：蘖长(一)五分者，破妇人恶血良。

【校】

（一）长，《食疗本草》敦煌本无此字。

山樱桃②(一)

温。多食有所损。令人好颜色，美志。此名"樱桃"，俗名"李桃"，亦名"奈桃"者是也。甚补中益气，主水谷痢，止泄精。东引根：治蚘③虫(二)。

---

① 大豆黄卷：又名黄卷、黄卷皮、豆蘖、大豆卷、豆黄卷等。系用黑大豆湿蒸发芽，生长五寸后，晒干而成。芽卷色黄，故名为黄卷。其味甘、性平。有清热解表、利湿消肿、活气血、润肌肤、除痉挛、止关节痛的作用。

② 山樱桃：为蔷薇科植物山樱桃的果实。古籍名朱桃、麦樱、牛桃、英豆、李桃、山豆子、野樱桃等。其味甘、辛，性平。《名医别录》曰："主止泄肠澼，除热。调中，益脾气。令人好颜色，美志。"

③ 蚘（huí）：同"蛔"。

【校】

（一）山樱桃，旧籍本草均附在"樱桃"条下，《嘉祐本草》"孟诜云"引作"此名'樱'，非桃也。不可多食，令人发闇风"。苏颂曰："孟诜以为樱非桃类，未知何据。"可知此不是樱桃而是指山樱桃也。今别出"山樱桃"一条。

（二）《嘉祐本草》作"东行根：疗寸白，蛔虫"。

小麦①（一）

平。养肝气。煮饮服之良。

又，云："面②有热毒者，为多是陈黦③之色。"

又，为磨中石末在内，所以有毒，但杵食之即良。又宜作粉食之，补中，益气，和五脏，调经络，续气脉。

小麦：平，服之止渴④。又作面，有热毒，多是陈裛⑤之

---

① 小麦：又名来、秾（lái）。为禾本科植物小麦的种子。小麦中含有丰富的营养成分，如蛋白质、脂肪、糖类以及少量矿物质等成分。其脂肪油中主要为油酸、亚油酸、硬脂酸的甘油酯和棕榈酸等成分。维生素族中尤以维生素E的含量最丰富，它是维持人体血液、肌肉、心脏、神经、骨骼等正常活动功能的必需营养，同时还含有胆碱等物质，能促进记忆、提高儿童智力。小麦味甘，性微寒。《本草拾遗》曰："皮寒肉热。"《本草纲目》曰："新麦性热，陈麦平和。"

② 面：小麦面味甘，性温。有厚肠胃、助五脏、强气力、补虚益气、实人肤体的作用。

③ 黦（yuè）：黄黑色。即麦子陈旧变质后的颜色。

④ 止渴：缪希雍《本草经疏》曰："小麦禀四时中和之气，故其味甘，气微寒。入手少阴经。少阴有热，则燥渴咽干，解少阴之热，则燥渴咽干自止。"

⑤ 陈裛（yì）：与陈黦义同。

色。作粉，补中、益气，和五脏、调脉。又炒粉一合和(二)服，断下痢①。

又，性主伤折②，和醋蒸之，裹所伤处，便定(三)。重者，再蒸裹之，甚良。

【校】

（一）此条据《嘉祐本草》补入。

（二）《食疗本草》敦煌本无"和"字。

（三）《食疗本草》敦煌本"定"作"止"。

小蓟③

根④：主养气⑤，取生根叶，捣取自然汁⑥，服一盏，立佳。

---

① 断下痢：元忽思慧治疗泄痢肠胃不固，用白面一斤，炒令焦黄，每日空心温水调服。《圣济总录·食治门》治赤白痢、脾胃气虚是用小麦曲炒黄，与粳米和作粥。此方亦治小儿无辜痢。可参酌使用。

② 主伤折：《本草纲目》曰："烧存性，油调涂诸疮，汤火灼伤。"又云："小麦面敷痈肿损伤，散血止痛。"现代医学治疗外科感染，有用陈小麦浸泡数天后，捣烂，过滤，取沉淀物晒干，小火炒至焦黄，研细，临用时将药粉加醋适量，调成糊状，外敷疱疖（jiē）、丹毒等处，有效率达百分之九十以上。

③ 小蓟：又名猫蓟、千针草、刺儿菜、荠荠毛等。《医学衷中参西录》曰："山东俗名萋萋菜，萋字当为蓟字之转音。奉天俗名枪刀菜，因其多刺如枪刀也。"小蓟为菊科植物小蓟的全草或根。其味甘、微苦，性凉。全草入药，有凉血、止血、抗菌祛瘀的功能。

④ 根：《日华子本草》曰："根治热毒风并胸膈烦闷，开胃下食，退热，补虚损。"

⑤ 主养气：沈则施云："大、小蓟治血止血之外无他长，不能益人，如前人云养精保血、补虚开胃之说，不可依从。"可参考。

⑥ 捣取自然汁：本方捣汁生服，主要取其入肝、脾二经，能清火疏风、豁痰去烦。使火清而血自归经，是寓保血在凉血之中也。

又，取菜煮食之，除风热（一）。

根，主崩中①。

又，女子月候伤过（二），捣汁半升，服之。金疮血不止，挼②叶封之（三）。夏月热，烦闷不止，捣叶，取汁半升，服之立差（四）。

【校】

（一）《医心方》卷三十引"孟诜云"作"叶惟堪煮羹食，甚除热风气"。《延寿类要》引作"煮之除风热"。

（二）伤过：《食疗本草》敦煌本作"过多"。

（三）《医心方》卷三十引"疮"作"创"。"封之"下有"即止"二字。卷十八引有"孟诜《食经》：治金创血出方：挼蓟叶封之"。《食疗本草》敦煌本"挼"作"揉"。

（四）立差：《食疗本草》敦煌本作"立愈"。

马肉③

白马黑头：食，令人癫。

白马自死，食之害人。

肉：冷，有小毒。主肠中热，除下气，长筋骨。

---

① 根，主崩中：《本草图经》《千金食治》亦载。现代临床制成浸膏服用，治疗妇女产后子宫收缩不全及血崩，简便易行。

② 挼（ruó）：揉搓。

③ 马肉：味甘、酸，性寒。《名医别录》曰："主除热下气，长筋，强腰脊。"

又，食诸马肉心闷(一)，饮清酒即解①，浊酒即加。

黑脊而斑不可食。患疮疥人切不可食，加增难差。

肉有小毒(二)，不与仓米②同食(三)，必卒得恶［病］(四)，十有九死。不与姜同食③(五)，生气嗽(六)。其肉多者(七)浸洗，方煮得烂熟，兼去血尽，始可煮炙(八)，肥者亦然，不迩④，毒不出。

［张鼎曰］(九)：马生角、马无夜眼⑤、白马青蹄、白马黑头者，并不可食。食令人癫。马鞍下肉色黑及马自死者，并不可食，杀人。马黑脊而斑臀者，漏不可食。

【校】

（一）一本作"毒发心闷者"。

（二）此条据《嘉祐本草》引"孟诜曰"补入。

（三）一本作"同仓米、苍耳食"。

（四）一本下有"瘕"字，《食疗本草》敦煌本引下有"病"字，今据补。

（五）一本作"同姜食"。

（六）一本下有"同猪肉食成霍乱"。

（七）一本"者"作"著"，于文义明了。

---

① 饮清酒即解：《本草纲目》曰："食马肉中毒者，饮芦菔汁，食杏仁可解。"

② 仓米：指陈仓米。

③ 不与姜同食：《日华子本草》曰："马肉忌苍耳、生姜。"

④ 迩（ěr）：近。

⑤ 夜眼：又名附蝉虫。生在马膝上，据说有此目，能夜行。

（八）一本"炙"作"食"。

（九）此条据李时珍《本草纲目》引补入。

马骨 ①

小儿患头疮，烧马骨作灰，和醋敷，亦治身上疮。

马脂 ②

白马脂五两，封疮上，稍稍封之，白秃者（一）发即生。

【校】

（一）《食疗本草》敦煌本引"食疗""者"字作"老"。

马脑 ③

食之，令人癫。

马蹄 ④

赤马蹄辟温（一）。

蹄无夜眼者勿食。

马悬蹄主惊痫⑤（二）。

---

① 马骨：味甘，性微寒，有小毒。治头疮、耳疮、阴疮、瘭（biāo）疽（jū）。

② 马脂：又名马膏、马鬐（jì）膏、马鬐头膏。为马项上的皮下脂肪提炼而成。味甘，性平，有小毒。

③ 马脑：有小毒，可断酒。

④ 马蹄：又名马蹄甲、马悬蹄。味甘，性平，无毒。

⑤ 惊痫：因受惊而发作的一种病。

【校】

（一）《嘉祐本草》引作"赤马蹄：碎，辟温疟"。《食疗本草》敦煌本引作"赤马蹄：碎，温"。误。

（二）此条据《嘉祐本草》引"孟诜曰"补入。

马茎①(一)

白马茎(二)：益丈夫阴气。阴干者，末，和苁蓉蜜丸，空心，酒下四十丸，日再，百日见效。

【校】

（一）此条据《嘉祐本草》引"孟诜曰"补入。

（二）陈藏器曰："凡收当取银色无病白马。"

马尿②

刺疮(一)：取黑驳马③尿热浸(二)，当虫出(三)。

白秃疮：以驳马不乏者尿，数数暖洗之十遍，差(四)。

【校】

（一）《嘉祐本草》引"孟诜曰"作"恶刺疮"，《食疗本草》敦煌本同。

（二）《嘉祐本草》引作"取黑马尿"，《食疗本草》敦煌本同。又《嘉祐本草》"浸"作"渍"。

---

① 马茎：指公马的外生殖器。味甘、咸，性平，无毒。

② 马尿：药用多以白马者良。味辛，微寒，有小毒。

③ 驳（bó）马：毛色斑驳之马。驳，同"驳"。

（三）《嘉祐本草》引"孟诜曰"作"当愈，数洗之"。《食疗本草》敦煌本引《食疗》作"虫当出"。一本作"洗头疮、白秃，溃恶刺疮，日十次，愈乃止"。

（四）《食疗本草》敦煌本引《食疗》"差"作"愈"。

马皮①

赤马皮：临产铺之，令产母坐上，催生。

马心②（一）

患痢人，不得食。

【校】

（一）此条据《嘉祐本草》引"孟诜曰"补入。

马血

凡生马血入人肉中，多只三两日便肿，连（一）心则死。有人剥马（二），被（三）骨伤手指，血入肉中，一夜致死。

【校】

（一）《食疗本草》敦煌本引"连"作"达"。

（二）《食疗本草》敦煌本引作"马皮"。

---

① 马皮：《滇南本草》曰："烧灰调油，搽铜钱牛皮癣。"宋《太平圣惠方》治小儿赤秃，以赤马皮、白马蹄烧灰，和腊、猪脂敷之。可参考。

② 马心：《名医别录》曰："主喜忘。"《肘后方》中有用马、牛、猪、鸡等动物心脏焙干为末，每日三次，每次酒服方寸匕，用以治疗心昏多忘，颇有疗效。

（三）《食疗本草》敦煌本无"被"字。

马汗

马（汁）［汗］(一)：入人疮，毒气攻作脓，心懑欲绝者，烧粟(二)秆草作灰，浓淋作浓灰汁，热煮，蘸疮于灰汁中，须臾，白沫出尽，即差。白沫者，是毒气也。此方岭南新有人［用之］(三)，曾得力。

【校】

（一）《证类本草》"汁"作"汗"，是，今依改。

（二）《食疗本草》敦煌本"粟"作"粟"。

（三）《食疗本草》敦煌本引作"此方岭南新有人用之，曾得力"，于文义明了，今据补"用之"二字。

马粪①

患杖疮、并打损疮，中风疼痛者，炒马、骡湿粪，分取半，替换热熨之，冷则易之。满五十过(一)，极效(二)。

男子患未可及(三)，（心）［新］(四)差后，合阴阳，垂至死(五)，取白马粪五升，绞取汁，好器中盛，亭一宿(六)，一服三合，日夜二服。

---

① 马粪：又名马通。药用多于新瓦上焙干用。性微温，无毒。有解热、止血的功效。主治吐血、下血、金疮出血、妇人崩中等。

【校】

（一）《证类本草》作"日五十遍"。

（二）《嘉祐本草》引"孟诜曰"作"患疔肿，中风、疼痛者，炒驴马粪，（尉）人疮，满五十遍，极效"。

（三）此条据《嘉祐本草》引"孟诜曰"补入。

（四）《证类本草》"心"作"新"，是，今据改。

（五）《食疗本草》敦煌本引"孟诜曰"作"男子患时行病，起合阴阳，垂至死"。

（六）"亭"应作"停"。《食疗本草》敦煌本引"孟诜曰"作"贮器中，盛停一宿"。

马芹①子(一)

和酱食诸味食(二)。根及叶，不堪食。

卒心痛②：子作末，醋服(三)。

【校】

（一）此条据《嘉祐本草》引"孟诜曰"补入。

（二）和酱食诸味食：语义不明，疑作"和酱及诸味食"。

（三）李时珍《本草纲目》引作"炒，研，醋服，治卒

---

① 马芹：又名牛芹、胡芹，《本草纲目》又作野茴香。本品似芹而大，故名马芹。生水泽间及卑湿地，马芹与芹同类，其三四月生苗，一本丛生如草蒿。根白色、硬坚，不能食。茎、苗、子均可供食用及药用。其味甘、辛，性温。有益脾胃、利胸膈、去冷气的作用。马芹子作末，醋调服，可治疗卒心痛，其药理是利用马芹子味辛性温、有温通经脉的作用，再加上醋的酸涩收敛功能，达到活血止痛的效果。

② 卒心痛：病名。突然发作的心痛。由脏腑虚弱，冷热风邪侵袭手少阴经所致。

心痛，令人得睡”。

马齿苋①

延年、益寿、明目②。

患湿癣③、白秃④，取马齿膏涂之（一）。若烧灰傅⑤之，亦良。

作膏（二）：主三十六种风。可取马齿［苋］（三）一硕（四），水可二硕（五），蜡三两（六），煎之成膏。亦治疳痢⑥、一切

---

① 马齿苋：马齿菜，又名五色苋、五行草、长命菜、安乐菜、独耳草、瓜子菜、酱板豆草、九头狮子草等。为马齿苋科植物的全草。现代生药分析，马齿苋全草含大量去甲基肾上腺素、二羟基苯乙胺和少量二羟基苯丙氨酸，同时还含有硫酸钾、硝酸钾、氯化钾等多种钾盐。还含有丰富的氨基酸、苹果酸、枸橼（yuán）酸、草酸盐及微量游离的草酸。此外，还含有维生素A样物质、维生素B$_1$、维生素B$_2$、维生素C及胡萝卜素、皂苷、铁、盐、钙、磷等成分。马齿苋还具有防治矽（xī）肺、杜绝矽结节形成、防止吞噬细胞变性和坏死、消除尘毒的作用。同时马齿苋可刺激中枢及末梢神经，有降压、利尿、加强肠蠕动功能，对伤寒杆菌、大肠杆菌、常见致病性皮肤真菌有抑制作用，尤其对痢疾杆菌抑制作用更强。 临床用鲜马齿苋治疗急性胃肠炎、细菌性痢疾、急性阑尾炎、乳腺炎、泌尿系感染以及湿疹、带状疱疹等有显著疗效。传统医学认为马齿苋味酸、微辛苦，性寒。入肝、脾、大肠经。有清热解毒、凉血止血、清肝明目、通利二便、宽中下气、杀诸虫等作用。历来被广大民众采食。

② 明目：《开宝本草》曰：“主目盲白翳（yì）。”

③ 湿癣：由湿邪郁于皮肤所致，皮肤表面瘙痒，抓之有水渗出。

④ 白秃：一种皮肤秃疮症。多由于胃经积滞，以致风热上蒸，生成秃疮；或由于剃刀不洁，细菌传染所致。临床病状多发生于头部。先生白痂，其小如黄豆、大如铜钱，非常痒，渐渐地头发焦枯脱落。

⑤ 傅：通“敷”。下同。

⑥ 疳痢：由疳症引起的泄痢，医学上称为疳痢。疳症多由于小儿气血虚弱、肠胃受伤、饮食失节、积郁日久而成。

风。又可细切煮粥，止痢、治腹痛。

又_{（七）}，主马毒疮^①_{（八）}，以水煮，冷服一升，并涂疮上。湿癣、白秃，以马齿膏_{（九）}和灰涂，效。治疳痢及一切风。傅杖疮，良。及煮一椀_{（十）}，和盐、醋等空腹食之，少时当出尽白虫矣。

【校】

（一）《食疗本草》敦煌本引"食疗"，"齿"下有"苋"字。

（二）《食疗本草》敦煌本"作"作"竹"，误。

（三）马齿，下脱一"苋"字，今据文义补。

（四）一硕，《食疗本草》敦煌本作"一石"。

（五）二硕，《食疗本草》敦煌本作"二石"。

（六）三两，《食疗本草》敦煌本作"二两"。

（七）此条据《嘉祐本草》引"孟诜曰"补入。

（八）《食疗本草》敦煌本引"孟诜云"作"马齿竟又名马毒苋"。

（九）《食疗本草》敦煌本引"孟诜云"作"马齿苋"。

（十）《食疗本草》敦煌本引"椀"作"碗"。

---

① 马毒疮：有两种说法。一是溃疮未愈合，又误入马汗之毒，致使疮口四周灼痛紫肿，如见烦闷发热，恐毒入腹，急用醇酒浓煎马齿苋饮之。二是被马咬伤，伤口溃烂、心烦、呕吐，亦宜煎马齿苋汤服用之。

马臆^①膶^②

次驴膶也 _(一)。

【校】

（一）一本作"次胪膶也"。

---

① 臆（yì）：胸前肉。

② 膶：肠胃。

四画

天门冬^①

补虚劳^②，治肺劳^③，止渴^④，去热风^⑤。可去皮、心^⑥，入蜜，煮之，食后服之。若爆干，入蜜丸尤佳。亦用洗面，甚佳。

---

① 天门冬：又名满冬、颠棘、菅（jiān）松、浣草、万岁藤、白罗衫、多儿母、大当门根等，为百合科植物天门冬的块根。多年生攀缘状草本，根肉质，纺锤形或椭圆形。药用以干燥、呈油润黄白色、半透明状、中间有不透明白心的根为上品。根含天门冬素、黏液质、葡萄糖、木糖和鼠李糖等成分。煎剂体外试验对金黄色葡萄球菌、白色葡萄球菌、白喉杆菌、类白喉杆菌、炭疽杆菌、肺炎双球菌以及甲型、乙型溶血性链球菌等均有不同程度的抑菌作用。中医认为天门冬味甘、苦，性寒。入肺、肾经。有滋阴、润燥、清肺、降火的功用。

② 补虚劳：《千金方》曰："治虚劳绝伤、老年衰损羸（léi）瘦、偏枯不随、风湿不仁、冷痹、心腹积聚、恶疮、痈疽肿癞。亦治阴痿、耳聋、目暗。"

③ 治肺劳：《药性论》曰："主肺气咳逆、喘息促急，除热，通肾气。疗肺痿生痈吐脓，治湿疥，止消渴，去热中风，宜久服。"

④ 止渴：王好古曰："主心病嗌干，心痛，渴而欲饮，痿躄（jué）嗜卧，足下热痛。"

⑤ 去热风：《日华子本草》曰："镇心，润五脏，益皮肤，悦颜色，补五劳七伤，治肺气并嗽，消痰，风痹热毒、游风、烦闷吐血。"

⑥ 去皮、心：《本草衍义》曰："天门冬、麦门冬之类，虽曰去心，但以水渍漉使周，润渗入肌，俟软，缓缓擘取，不可浸出脂液。其不知者，乃以汤浸一二时，柔即柔矣，然气味都尽，用之不效。"

木瓜^①

主呕哕^②、［湿痹］风气^③（一）。

又，吐后转筋^④，煮汁饮之甚良（二）。脚膝筋急痛，煮木瓜令烂，研作浆粥样（三），用裹痛处，冷即易，一宿三五度，热裹便差。煮木瓜时，入一半酒同煮之。

谨按（四）：枝叶煮之饮，亦治霍乱。不可多食，损齿及骨（五）。

又，脐下绞痛，木瓜一两（六）片，桑叶七片（七），大枣三枚（八），碎之（九），以水二升，煮取半升，顿服之，差（十）。

【校】

（一）呕哕、风气：《食疗本草》敦煌本"哕"作"吐"。卷子本作"右主治霍乱，涩痹风气"。受琚案："风气"两字于文义不明，《名医别录》作"主湿痹邪

---

① 木瓜：又名楙（mào）、铁脚梨。为蔷薇科植物贴梗海棠的果实。新鲜果实为球形或梨果卵形，色黄或黄绿色。有些地区以同属植物榠（míng）樝（zhā）、和圆子、木桃、海棠的果实充当木瓜使用。果实内含有丰富的维生素C、鞣质、苹果酸、柠檬酸、酒石酸及皂苷、黄酮类等成分。中医认为木瓜实味酸，性温。入肝、脾两经。有调营卫、强筋骨、平肝和胃、去湿舒筋、消水肿、除胀满的作用。

② 哕（yuē）：干呕无物。王好古云："去湿和胃，滋脾益肺。治腹胀善噫，心下烦痞。"即此症也。

③ 湿痹风气：由于血气亏损，腠（còu）理不固，风邪乘虚而入，以致游走筋脉之间，逗留于关节之处，湿邪留注于下焦，以致全身关节肿痛、皮肤不仁、精神昏愦等。现代医学称为风湿性关节炎。

④ 吐后转筋：中医认为是暑湿伤人，发生霍伤，大吐泻后，脾胃元气大伤，津液亏损，不能濡养筋脉，以致肝风内动，脚转筋不止。食用木瓜，能起到调和营卫，助谷气，除湿热，舒筋活血的治疗效果。《太平圣惠方》治霍乱转筋：木瓜一两、酒一升，煎服。不饮酒者，煮汤服。仍煎汤浸青布裹其足。与本方同出一辙也。

气"。《千金方·食治篇》作"主湿痹气"，今据诸本增补"湿痹"两字。

（二）卷子本作"又，顽痹人若吐逆下，病转筋不止者"。

（三）样，《食疗本草》敦煌本作"状"。

（四）此条据《嘉祐本草》引补入。

（五）卷子本作"枝叶煮之饮，亦去风气、消痰。每欲霍乱时，但呼其名字。亦不可多食，损齿"。

（六）卷子本无"两"字。

（七）卷子本作"桑叶七枚，炙"。

（八）卷子本"三枚"作"三个"。

（九）碎之，卷子本作"中破"。

（十）卷子本作"以水二大升，煮取半大升，顿服之即"。

木通^①(一)

（通草）

煮饮之，通妇人血气^②，浓煎三五盏，即便(二)通。又，

① 木通：又名附支、丁翁、丁父、萹（fú）藤、万年、万年藤、燕蓕（fù）等。为木通科植物白木通、三叶木通、木通的木质茎。药用刮去外皮，阴干。其味苦，性凉。入心、小肠、膀胱经。其含木通苷，水解后得常春藤皂苷元、齐墩果酸、葡萄糖、鼠李糖，又含钾。有通利血脉、泻火行水的功用。临床多用于治疗泌尿系感染、乳糜尿、肾炎、妇女闭经、乳汁不下及痈疽疮肿等外科疾患。正如李中梓曰："木通功用虽多，不出宣通气血四字。"

② 通妇人血气：《日华子本草》曰："安心除烦，止渴退热，治健忘，明耳目，治鼻塞，通小肠，下水，破积聚血块、排脓、治疮疖、止痛。催生下胞，女人血闭，月候不匀。天行时疾，头痛目眩，羸劣乳结及下乳。"

除寒热不通之气。消鼠瘘、金疮、踒折①。煮汁、酿酒妙。

燕葍子②(三)平。厚肠胃(四)，令人能食。下三焦，除恶气。和子③食之(五)，更好(六)。江北人多不识(七)，江南人多食(八)。

又，续五脏断绝气(九)，使语声足气(十)，通十二经脉。

其茎名(十一)"通草"，食之，通利诸经脉拥不通之气。北人但识通草，不委子之功(十二)。其皮不堪食(十三)。

又(十四)，取枝叶煮饮服之，治卒气，气奔绝，亦通十二经脉。

【校】

（一）木通：《嘉祐本草》引作"通草"，通草即木通的古籍名。《本草图经》曰："今人谓之木通，而俗间所谓通草，乃通脱木也。古方所用通草，皆今之木通。"为了与现代药用通草即五加科植物通脱木的茎髓相区别，故此条改为木通。

（二）《食疗本草》敦煌本无"便"字。

（三）此条据《嘉祐本草》引"孟诜曰"补入。

（四）卷子本作"主利腹胃"。

---

① 踒（wō）折（shé）：手足踒软无力，犹如折断一样，关节缓软，活动无力。

② 燕葍子：木通果实。又名八月札、燕蕌子、桴（fú）楼子、畜葍子、冷饭包、野香蕉、玉支子、腊瓜等名。果实肉质，长卵形，核黑瓤白，食之甘美。

③ 子：果实内的种子，被包在絮状果瓤内，形状不规则，呈圆形、长圆形或卵圆形，略扁平，外表棕色或暗红色。

（五）卷子本无"之"字。

（六）卷子本作"更良"。

（七）卷子本"不识"后有"此物"两字。

（八）卷子本作"仅南方人食之"。

（九）卷子本作"又主续五脏气"。《食疗本草》敦煌本引"孟诜云"作"又主续五脏绝断气"。

（十）卷子本作："音声不足气，使人足气力。"《食疗本草》敦煌本作"使语气声足"。

（十一）卷子本"名"作"为"。

（十二）卷子本作"今北人只识通草，而不委子功"。

（十三）卷子本无此句。

（十四）此条据卷子本引补入。

车螯①

蝤蛑②类，并不可多食之。

① 车螯：又名蜃、昌娥、移角等。为海产软体动物车螯（介类蛤属）的肉或者壳。《本草拾遗》曰："车螯生海中，是大蛤，即蜃也。"其味甘、咸，性寒。其肉有解酒毒、消渴、消痈肿的作用。其壳亦能软坚化积块，多用于治疗外科痈疽发背等临床疾病。因其有消积攻下、破气血的作用，所以无实症者及年老、少儿不可多食之。

② 蝤（yóu）蛑（máo）：意同"蝤蛑（móu）"，即梭子蟹。

牛肉①

宰之尚不堪食，非论自死者 (一)。其牛肉取三斤，烂切，将啖②，解槽咬人恶马，只两啖后，颇甚驯良。若三五顿后，其马狞独③不堪骑。十二月勿食，伤神。

牛者稼穑④之资 (二)，不多屠杀。自死者，血脉已绝，骨髓已竭，不堪食。黄牛发药动病，黑牛尤不可食。

【校】

（一）《食疗本草》敦煌本无此二句，只作"自死者"。

（二）此条据《嘉祐本草》引"孟诜曰"补入。

牛肝⑤

治痢。

其肝醋煮食之，治瘦 (一)。

【校】

（一）此条据《嘉祐本草》引"孟诜曰"补入。

---

① 牛肉：牛肉古时只供祭祀之用，后逐渐供人食用。肉中含丰富的营养物质，特别是牛肉蛋白质中所含必需氨基酸甚多，营养价值很高。牛肉味甘、性平。入脾、胃两经。有补脾胃、益气血、强筋骨、利水湿的功用。

② 啖（dàn）：吃。

③ 狞独（tún）：样子凶恶。

④ 稼穑：稼指田地种植物。这里指古代牛是农民耕地种植的不可缺少的工具。穑，指成熟的庄稼。

⑤ 牛肝：味甘，性平。有补肝、养血、明目的作用。多用于治疗虚劳羸瘦、雀目青盲等症。

牛肚①

主消渴、风眩，补五脏。以醋煮食之。

牛肾②

主补肾。

牛脂（一）

【校】

（一）见"牛髓"条。

牛髓③

安五脏④，平三焦⑤，温中⑥。久服增年。以酒送之。和地

---

① 牛肚：又名牛百叶、牛膍（pí）。味甘，性温。有补虚损、益脾胃的作用。临床多用于治疗慢性胃炎、糖尿病、胃溃疡以及病后体质虚羸、气血不足等症。

② 牛肾：现代生药分析牛肾内含肾上腺髓质有两种激素，一为肾上腺素；二为去甲肾上腺素。另还有一种高血压蛋白酶，它作用于血清中高血压蛋白原，能生成高血压蛋白，可引起人体血压升高，故服食牛肾者应参酌。

③ 牛髓：味甘，性温。入心、脾二经。有补气养血、润肺生精、填补骨髓的作用。

④ 五脏：指心、肝、脾、肺、肾。

⑤ 三焦：指上、中、下三焦。上焦在胃横膈膜以上、咽喉以下，心、肺居焉。中焦包括胃脘部，即消化系统中的脾、胃、肝、胆等器官。下焦包括大肠、小肠、肾脏、膀胱、肛门等排泄、泌尿、生殖系统。

⑥ 温中：中指中焦部位，即指身体胸膈、腹、胃部区域。温中即有温暖胸腹部脏器的作用。

黄汁^①（一）、白蜜^②作煎服之（二），治瘦病^③。恐是牛脂^④也（三）。

【校】

（一）地黄：《经史证类大观本草》作"鹿黄"。

（二）《嘉祐本草》引"孟诜云"作"黑牛髓：和地黄汁、白蜜等分，作煎服之，治瘦病。"

（三）此句疑是旁注，误入正文。

牛尿（一）

黑牛尿及屎只入药。

【校】

（一）此条据《嘉祐本草》引"孟诜云"补入。《食疗

---

① 地黄汁：榨取生地黄的新鲜汁液。生地黄详见"地黄"条注解。生地黄既能滋阴凉血、生津润燥，又有强筋壮骨、填补骨髓、加强造血机制的功能。这样又配合牛骨髓，对贫血性病人有特殊的疗效。故可用来治疗羸瘦。

② 白蜜：为蜂蜜的一种，又名食蜜、石饴、白沙蜜。古名为石蜜。为蜜蜂科昆虫中华蜜蜂等所酿的蜜糖。白蜜，稠厚，色白或呈淡黄色。主要成分是葡萄糖、果糖、蔗糖、麦芽糖、糊精、树胶、无机盐、酶类及挥发油、有机酸、含氮化合物等成分。白蜜味甘，性平，无毒。李时珍《本草纲目》总结性地叙述道："蜂蜜：其入药之功有五：清热也；补中也；解毒也；润燥也；止痛也。生则性凉，故能清热；熟则性温，故能补中。甘而和平，故能解毒；柔而濡泽，故能润燥；缓可以去急，故能止心腹肌肉疮疡（yáng）之痛；和可以致中，故能调和百药，而与甘草同功。"久服之，可以增强记忆力、轻身、耐老、延年。

③ 治瘦病：元人忽思慧《饮膳正要》食疗方中有"黑牛髓煎"，其方为："黑牛髓半斤、生地黄汁半斤、白沙蜜半斤，炼去蜡，三味和匀，蒸成膏，空心酒调服。主治肾虚弱、骨伤败、瘦弱无力。"与本方同，是元人继承唐方而来。

④ 牛脂：为牛的脂肪。主要成分有硬脂酸、棕榈酸、肉豆蔻酸、油酸、亚油酸、不皂化物等。味甘，性温。

本草》敦煌本作"黑牛屎反。屎只入药"。

牛乳①

患冷气②人，不宜服之。患热风人，宜服之 (一)。

【校】

（一）此句据《嘉祐本草》引"孟诜云"补入。

牛鼻

妇人无乳汁，取牛鼻作羹，空心食之，不过三两日，有汁下无限。若中年壮盛者，食之良。

牛粪 (一)

主霍乱，煮饮之。

乌牛粪为上。

又，小儿夜啼，取干牛粪如手大， 安卧席下，勿令母知，子、母俱吉 (二)。

黑牛屎只入药 (三)。

---

① 牛乳：因奶牛的种类、年龄、饲养方法、采乳时间、气温变化等不同，牛奶的营养成分也有变化。一般来讲，牛乳的营养价值很高，内含水分、蛋白质、脂肪、碳水化合物、灰分、核黄素、钙、磷、铁、尼克酸、维生素A、维生素C等成分。味甘，性平。有补血养气、强壮经脉、生津止渴、润肠通便、滋润皮肤等功效。对老年体衰，体弱多病及婴幼儿最为适宜。

② 患冷气：因为心膈间虚寒，冷气不去，引起肠胃寒痛、脾虚泄泻、腹胀胸满、痰湿积滞、饮食不下等临床症状。

【校】

（一）《食疗本草》敦煌本引作"牛屎"。

（二）此条据《嘉祐本草》引"孟诜云"补入。

（三）此条据《嘉祐本草》引"孟诜云"补入。

牛乳酥①

寒。除（一）胸中热，补五脏，利肠胃②。水牛酥功同，寒，与羊酪③同功。羊酥真者④胜牛酥。

【校】

（一）除，《嘉祐本草》引"孟诜云"作"主"。

牛乳酪⑤（一）

乌牛乳（骆）（二）〔酪〕寒。主热毒，止渴，除胸中热。

【校】

（一）此条原附在"牛乳"条下，今别出。

---

① 牛乳酥：酥，又名酥油、酪苏、马思哥油。为牛乳经提炼而成的酥油。

② 补五脏，利肠胃：牛酥性微寒，味甘。《日华子本草》曰："牛酥，益心肺，止渴、嗽，润毛发，除肺痿，心热并吐血。"《本草纲目》曰："益虚劳，润脏腑，泽肌肤，和血脉，止急痛，治诸疮。"《千金食治》曰："去诸风湿痹，除热，利大便，去宿食。"

③ 羊酪：羊乳酪，味甘、酸，性寒。但较水牛、马、驼之酪，温热。

④ 真者：指不含羊脂之精品。

⑤ 牛乳酪：多用黑牛之乳汁炼制而成的食品，一名潼（dòng）。其性微寒，味甘、酸。《唐本草》曰："主热毒，止渴，除胸中虚热，身面上热疮、肥疮。"

（二）骆，《食疗本草》敦煌本作"酪"，是，今据改。

牛头蹄[①]（一）

下热风，患冷人不可食。

【校】

（一）此条据《嘉祐本草》引"孟诜云"补入。

乌梅[②]（一）

多食损齿。

又，刺在肉中，嚼白梅封之，刺即出。

又，大便不通，气奔欲死，以乌梅十颗，置汤中，须臾按去核，杵为丸，如枣大，内（二）下部，少时即通。

谨按：擘破，水渍，以少蜜相和，止渴，霍乱心腹不安及痢赤。治疟方多用之。

食之除闷，安神（三）。

---

① 牛头蹄：指牛蹄中巨筋。性凉、有除热风的功能。一般以水牛者为好，《食经本草》曰："多食令人生肉刺。"

② 乌梅：梅实，又名春梅、熏梅、青梅。为蔷薇科植物梅的干燥未成熟果实。药用以肉厚、核小、个大，外皮乌黑色，味极酸者为佳。内含主要成分有柠檬酸、苹果酸、琥珀酸等多样酸类物质，以及碳水化合物、谷甾醇等成分。现代药理实验表明乌梅有显著的抗菌作用，对白喉、类白喉杆菌、葡萄球菌、炭疽杆菌、结核杆菌等细菌均有抑制作用，还可以治疗细菌性痢疾、肠炎及蛔虫病、钩虫症等。中医认为乌梅味酸，性平温，入肝、脾、肺、大肠等经。《日华子本草》曰："除劳，治骨蒸，去烦闷。消酒毒。"

【校】

（一）此条据《嘉祐本草》引"孟诜云"补入。

（二）内，《食疗本草》敦煌本作"纳"，古"内""纳"通用。

（三）此条据《医心方》卷三十补入。

乌贼鱼①

食之，少有益髓（一）。

【校】

（一）此条据《医心方》卷三十补入。

乌贼骨②

骨，主小儿、大人下痢。炙令黄，去皮，细研成粉，粥中调服之，良。

其胃能销（一）目中一切浮翳。细研，和蜜点之，妙。

又，点马眼热泪（二）甚良。久食之，主绝嗣无子，

---

① 乌贼鱼：为乌鲗科动物无针乌鲗或金乌贼的肉。味咸，性平，入肝、肾两经。《名医别录》曰："益气强志。"《医林纂要》曰："补心通脉，和血清肾，去热保精。作脍食，大能养血滋阴，明目去热。"《随息居饮食谱》曰："疗口咸，滋肝肾，补血脉，理奇经。愈崩淋，利胎产，调经带，疗疝（shàn）瘕（jiǎ），最益妇人。"

② 乌贼骨：又称海螵（piāo）蛸（xiāo）、乌鲗（zéi）骨、墨鱼盖等名。为乌鲗科动物无针乌鲗或金乌鲗的内壳。主要含有磷酸钙、碳酸钙、黏液质、壳角质、镁盐、氯化钠等成分。其味咸，性微温。有通血脉、止血、敛疮、祛寒湿、制酸的作用。临床报道有用乌贼骨粉一钱，加黄酒十毫升，温服，一次性治愈痢疾的特效。

益精。

【校】

（一）销，通"消"。《嘉祐本草》作"主"。

（二）《嘉祐本草》引"孟诜云"作"骨末治眼中热泪"。

乌贼鱼腹中墨（一）

其鱼腹中有墨①一片，堪用书字。

【校】

（一）此条原附在"乌贼鱼"条下，今别出。

乌雄鸡②（一）

主心痛，除心腹恶气。

又，虚弱人，取一只，治如食法，五味汁（二）和肉（三）一器中，封口，重汤（四）中煮之，使骨肉相去，即食之，甚补益。仍须空腹饱食之。肉须烂，生即反损。亦可五味腌，经宿，炙食之，分作（五）两顿。

又，刺在肉中不出者（六），取尾二七③枚，烧作灰，以男

---

① 腹中有墨：腹中墨主治血刺心痛，烘干研粉内服，或醋调服。

② 乌雄鸡：乌骨鸡之雄者，又名药鸡、武山鸡、松毛鸡、丛冠鸡、穿裤鸡、竹丝鸡等。乌骨鸡有白毛的、黑毛的、斑毛的、肉白的，药用以骨、肉全乌者为佳。在选择鸡时，只要看鸡舌是黑的，即可证明骨、肉俱乌。乌骨鸡入肝、肾两经，有养阴益肝肾，平肝祛风，除烦热、止渴的功效。《本草纲目》曰："补虚劳羸弱，治消渴、中恶、益产妇，治女人崩中带下虚损诸病，大小、小儿下痢噤口。"

③ 二七：十四。

子乳汁①和封疮，刺当出。

又，目泪出不止者，以三年冠血②傅（七）目睛上，日三度。

【校】

（一）此条据《嘉祐本草》引"孟诜云"补入。

（二）《食疗本草》敦煌本无"汁"字。

（三）《食疗本草》敦煌本"肉"下有"封"字。

（四）《食疗本草》敦煌本无"封口"两字。"重汤"前有"在"字。

（五）一本"分作"作"分为"。

（六）《食疗本草》敦煌本引文无以下二十七个字。

（七）傅，《食疗本草》敦煌本作"点"。

乌雌鸡③

温，味酸，无毒。主除风寒湿痹④，治反胃，安胎及腹

---

① 男子乳汁：指生男孩的母乳汁。

② 冠血：鸡冠血，味咸，一说味甘，性温。入肝、肺、肾三经。有祛风、通络、活血、消肿、下乳汁的作用。

③ 乌雌鸡：味酸、性平（一说味甘）。《本经》曰："主风寒湿痹，安胎。"《日华子本草》曰："安心定志，治血邪，破心中宿血及痈疽排脓，补心血，补产后虚羸，益色助气。"

④ 除风寒湿痹：宋《太平圣惠方》所载方法是：乌雌鸡一只煮熟，以豉汁、姜、椒、葱、酱调称作羹，空心食之。

痛。蹉折骨疼，乳痈①。月蚀疮②遶③耳根，以乌雌鸡胆汁④傅⑤之，日三。以乌油麻⑥一升，熬之令香，末，和酒服之，即饱热能食(一)。

鸡具五色者，食之致狂。肉和鱼肉汁食之，成心瘕。六指玄鸡、白头家鸡及鸡死足爪不伸者，食并害人(二)。鸡、兔同食，成泄痢(三)。小儿五岁已⑦下，未断乳者，勿与鸡肉食。

新产妇可取一只(四)，理如食法，和五味，炒熟香，即投(五)二升酒中，封口，经宿，取饮之，令人肥白。

【校】

（一）《嘉祐本草》引"孟诜云"此句作"和乌油麻二升，熬令黄香，末之入酒，酒尽极效"。

（二）《本草纲目》引作"诜曰：'鸡有五色者，玄鸡白首者，六指者，四距者，鸡死足不伸者，并不可食，害人。'"

（三）《本草纲目》引作"鼎曰：'同兔肉食成泄痢。'"

---

① 乳痈：乳腺炎，乳腺增生有结节。

② 月蚀疮：由于小儿胎毒未净、肝与脾经有湿热郁积、大人血中有热，致使小儿耳后生疮，时发时愈。或耳后疮随月盈而剧烈，随月亏则减弱，难以痊愈。

③ 遶（rào）：同"绕"。

④ 鸡胆汁：味苦，性寒。有消炎解毒、镇咳祛痰的作用。

⑤ 傅：通"敷"。

⑥ 乌油麻：黑胡麻、黑芝麻之古籍名。详见"胡麻"条。

⑦ 已：同"以"。

（四）此条据《嘉祐本草》引"孟诜云"补入。

（五）《食疗本草》敦煌本"投"作"和"。

丹雄鸡①（一）

主患白虎［风痛］②（二），可铺饭于患处，使鸡食之，良。

又，取热粪③封之取热，使伏于患人床下。

其肝④入补肾方中。用冠血⑤和天雄⑥四分，桂心二分，

---

① 丹雄鸡：红毛公鸡。《名医别录》曰："味甘，微温。主女人崩中漏下，赤白沃。补虚、温中、止血。"

② 白虎风痛：白虎病，即历节之别名。历节病多因出汗后受风湿或受寒气的侵袭，病邪流注经络，气血凝滞，注着于关节部位，致使全身关节疼痛、气短、自汗、小关节部位出现屈伸不利、肿胀等临床病症，严重者可导致关节部位变形，现代医学称为类风湿性关节炎。此症有时疼痛难忍，痛如虎咬，故中医又名曰"白虎历节症"。

③ 热粪：鸡粪入药，多取粪便上的白色部分，又名鸡屎白。其味苦、咸，性凉。《本经》曰："主消渴、伤寒、寒热。"现代临床有用鸡屎、麦麸各半斤，放锅内用慢火炒，热时加入酒精，混匀后，用布包好，敷于患处，每日一次，七至十天为一个疗程。治疗肩周炎、腰肌劳损、急性腰扭伤及其他关节炎症。

④ 其肝：鸡肝，味甘，性温。营养相当丰富，除含有蛋白质、脂肪、磷、铁、钙、灰分等成分外，还含有丰富的碳水化合物、核黄素、尼克酸、硫胺素及维生素类成分。药用多以乌雄鸡的肝入药为佳。有补肝、肾的作用。

⑤ 冠血：鸡冠血。以乌雄鸡的鸡冠血三年以上且陈旧的为好。

⑥ 天雄：又名白幕，为附子或草乌头之形长而细者。味辛，性热，有毒。须用干姜炮制后方可入药用。《本经》曰："主大风，寒湿痹、历节痛、拘挛缓急、破积聚邪气、金疮。强筋骨、轻身健行。"

太阳粉^①四分，丸服之，益阳气。

【校】

（一）此条据《嘉祐本草》引"孟诜云"补入。

（二）"主患白虎"于义不明，《日华子本草》云："粪治白虎风"，《食疗本草》敦煌本引作"白虎风痛"，是，今补入"风痛"两字。

水靳^②

寒_{（一）}。养神，益力。令人肥健。杀石药毒_{（二）}。

水芹_{（三）}寒。养神、益力。杀药毒。置酒、酱中香美。又和醋食之，损齿_{（四）}。生黑滑地，名曰"水芹"，食之，不如高田者宜人_{（五）}。畬田^③中皆诸虫子在其叶下，视之不见，食之与人为患_{（六）}。高田者名"白芹^④"。

【校】

（一）《医心方》卷三十引"寒"下有"食之"两字。

---

① 太阳粉：朱砂粉。味甘、微寒、无毒。《本经》曰："主身体五脏百病，养精神，安魂魄，益气，明目。久服通神明不老。"

② 靳（qín）：芹，为古写法。又有楚葵、水英、水芹菜等名。为伞形科植物水芹的全草。味甘、辛，性凉。入肺、胃经。有清热、利湿、止烦渴、去瘀消肿、养精、益气、消瘰疬结核的作用。由于芹菜含钙、磷量高，可预防小儿软骨病，并对高血压、动脉硬化、高血脂、矽肺等均有食疗作用。

③ 畬（shē）田：指采用刀耕火种的方法耕种的田地。

④ 白芹：芹菜分水芹和旱芹，李时珍《本草纲目》曰："水芹生江湖陂泽之涯；旱芹生平地，有赤、白二种。"两种芹菜功能相近，入药以旱芹为佳。

（二）《医心方》卷三十引作"杀药石毒"，疑是。

（三）此条据《嘉祐本草》引"孟诜云"补入。

（四）《医心方》卷三十引作"胎玄子张云：于醋中食之，损人齿，黑色"。

（五）《医心方》卷三十引作"胎玄子张云：若食之时，不如高田者宜人"。

（六）《医心方》卷三十引作"胎玄子张云：其水生者有虫，生子，食之与人患"。

比目鱼^① (一)

平。补虚，益气力。多食稍动气。

【校】

（一）此条据"八种食疗余"补入。

---

① 比目鱼：古籍别名为鲽（dié）、箬（ruò）叶鱼、魪（jiè）、鞋底鱼、鲆（píng）等。味甘，性平，无毒。

五画

艾叶①

干者并煎者，〔治〕（一）金疮、崩中②、霍乱，止胎漏③。

春初采为干饼子，入生姜，煎服，止泻痢。

三月三日可采作煎，甚治冷。

若患冷气，取熟艾④面裹作馄饨，可大如弹许。

又，治百恶气。取其子⑤，和干姜，捣作末，蜜丸，

① 艾叶：为菊科植物艾的叶片。又名冰台、艾蒿、医草、灸草、野莲头、狼尾蒿子等。全国大部分地区均有分布，药用以叶面下灰白色、茸毛多、香气浓郁者为佳。另一种同属植物野艾，又名火艾、五月艾，其叶亦可作艾叶使用。其味苦、辛，性温。入脾、肝、肾经。含有挥发油，主要成分是荜澄茄烯、水芹烯、侧柏醇等，有理气血、温经逐寒湿、止血止痢、安胎、治带下、疗皮肤疥癣和痈疡等作用。现代临床多用艾卷灸治慢性胃炎、胃寒作痛、慢性肠炎、腹胀不思食、寒腿痛以及钩蚴皮炎等症，用鲜艾叶擦拭局部，治疗慢性皮炎、寻常疣等。制成煎剂，可治疗急性菌痢、间日疟（nüè）、慢性气管炎等症。制成针剂，治疗慢性肝炎、黄疸等，均有疗效。

② 治金疮、崩中：《养生必用方》治妇人崩中，连日不止，方用：熟艾如鸡子大、阿胶（炒为末）半两、干姜一钱、水五盏，先煮艾、姜至二盏半，入胶烊化，分三服，空腹服，一日尽。可参考。

③ 止胎漏：《肘后方》治妊娠率胎动不安、胎转抢心、下血不止，方用：艾叶一鸡子大，以酒四升，煮取二升，分为二服。

④ 取熟艾：《本草纲目》曰："凡用艾叶，须用陈久者，治令细软，谓之熟艾。若生艾灸火，则伤人肌脉。"

⑤ 其子：指艾实。味苦、辛，性热，无毒。《药性论》曰："主明目。"《日华子本草》曰："壮阳，助水藏，利腰、膝及暖子宫。"

如梧子大，空心三十丸，服（二），以饭三五匙压之，日再服（三）。其鬼神速走出①（四），颇消一切冷血②。田野之人，与此方相宜也（五）。

又，产后泻血不止。取（六）干艾叶半两，炙熟，老生姜半两，浓煎汤（七），一服便止，妙。

【校】

（一）《食疗本草》敦煌本"者"下有"治"字，是，今据补。

（二）《食疗本草》敦煌本"服"作"再"。

（三）《食疗本草》敦煌本下有"立愈"二字。

（四）《食疗本草》敦煌本无此一句。

（五）《嘉祐本草》引"孟诜云"作"艾实与干姜为末，蜜丸，消一切冷气。田野人尤与相当"。

（六）《食疗本草》敦煌本"取"作"收"。

（七）《食疗本草》敦煌本作"浓煎为汤"。

---

① 鬼神速走出：古代民间多用艾叶辟鬼去毒，《荆楚岁时记》云："端午四民踏百草采艾以为人，悬之户上，禳毒气。"

② 消一切冷血：《本草正》曰："艾叶，能通十二经，而尤为肝、脾、肾之药，善于温中、逐冷、除湿，行血中之气、气中之滞。凡妇人血气寒滞者，最宜用之。"

甘蔗①_{（一）}

主补气，兼下气②。不可共酒食，发痰③。

【校】

（一）中尾万三引此条与"沙糖"合为一条，认为是张鼎所补。

甘菊④

平。

其叶⑤正月采，可作羹。

茎⑥五月五日采。

花⑦九月九日采。并主头风、目眩、泪出。去烦热，利

---

① 甘蔗：又名薯蔗、竿蔗、糖梗、荻蔗、杜蔗、昆仑蔗、接肠草等。为禾本科植物甘蔗的茎秆。可食部分中含有丰富的糖分、水分，以及蛋白质、脂肪、碳水化合物，多种维生素及多种氨基酸等成分。其味甘，性寒。入肺、胃两经。有清热、生津、下气、润燥的功能。

② 主补气，兼下气：《本草经疏》曰："甘蔗为稼穑之化，其味先入脾，故能助脾气。脾主中州，故主和中。甘寒、除热、润燥，故主下气利大肠也。"

③ 发痰：蔗浆消渴解酒。发痰之说，存疑。

④ 甘菊：俗称菊花。全国均有栽培，但因各产地不同，种类也不一。大致可分为白菊、滁菊、贡菊、杭白菊、杭黄菊等。《名医别录》曰："正月采根，三月采叶，五月采茎，九月采花，十一月采实，皆阴干。"

⑤ 叶：又名容成。味甘、辛，性平。生、熟均可食，可治疗头风、目眩、痈疽等症。

⑥ 茎：又名玉英。味甘、微苦，性凉。有清肝利胆、明目宁心的作用。可治疗头风眩晕、目翳，去胸中痰饮。内服煎汤或煮粥做羹服均可。

⑦ 花：又名节华、金精、金蕊、药菊等。味甘、苦，性凉。有疏风清热、明目宁心、解毒消肿的作用。

五藏①。野生苦菊不堪用②。

甘蕉③

主黄疸。

子④：生食大寒。止渴、润肺、发冷病。蒸熟暴之，令口开，春取仁，食之。性寒，通血脉，填骨髓。

石燕⑤ (一)

在乳穴石洞中者，冬日采之，堪食。余月采者，只堪治病，不堪食也(二)。

又，治法：取石燕二七枚，和五味，炒，令熟。以酒一斗(三)，浸三日，即每夜卧时饮一两盏，随性也。甚能补益，能吃食，令人健力也(四)。

---

① 五藏：同"五脏"。

② 野生苦菊不堪用：《本草纲目》曰："菊类自有甘、苦二种，食品须用甘菊，入药则诸菊皆可。但不得田野菊，名苦薏者尔。故景焕《牧竖闲谈》云：真菊延龄，野菊泄人。"

③ 甘蕉：芭蕉之原名。又名天苴、巴且、绿天、香蕙、扇仙、水蕉、甘露树、无耳闻雪等。处方名为芭蕉根。果实即香蕉。为芭蕉科植物芭蕉的根茎。茎中含水分、灰分、粗蛋白质、粗纤维素等成分。味甘，性寒。有清热凉血、消渴利尿、解毒消肿的作用。

④ 子：芭蕉的种子。陶隐居曰："惟子不堪食。"

⑤ 石燕：化石类石燕，味咸，性凉，无毒。成分多含碳酸钙及少量的二氧化硅、磷酸。食用多捣碎或水飞过，亦有煅（duàn）后再捣碎或水飞的。有清肝明目、除湿利水的作用。

【校】

（一）《嘉祐本草》引"孟诜云"附在卷十九"燕屎"条下，而《重修政和经史证类备用本草》引《食疗》条在卷五"石燕"条下，两处条文引文相同，分出两处，实因石燕有二种，《唐本草》注云："永州祁阳县西北百一十五里土岗上，掘深丈余，取之，形似蚶而小，坚重如石。"此即古生代腕足类石燕子科动物中华弓石燕及近缘动物的化石。亦即《本草纲目》曰："石类也，状类燕而有文，圆大者为雄，长小者为雌。"外观略呈肾脏形而扁，青灰色至土棕色，具银杏叶般的纹理。质坚如石。药用以外形如蚶、颜色青黑、质坚硬、无杂石者为佳。多产于湖南、江西、四川、山西等地。另一种则为燕科动物金腰燕，又名胡燕、红腰家燕等，如《本草纲目》所说："一种是钟乳穴中石燕，似蝙蝠者，食乳汁，能飞，乃禽类也。"孟诜之文，未说明实属何一种，故方书两处附之。

（二）《嘉祐本草》引"孟诜云"作"余者不中，只可治病"。

（三）《经史证类大观本草》"一斗"作"二升"。

（四）《嘉祐本草》引"孟诜云"作"食如常法，都二十枚，投酒一升中，渍之，三日后取饮。每服一二盏，随性多少，甚益气力"。一本作"每夜服一二盏"。

石蜜^①（一）

（乳糖）

石蜜_{（二）}治目中热膜，明目。蜀中、波斯^②者良。东吴亦有，并不如两处者，此皆煎甘蔗汁及牛乳汁，则易细白耳。和枣肉及巨胜末丸，每食后含一两丸，润肺气，助五脏津^③。

【校】

（一）石蜜，《重修政和经史证类备用本草》卷二十、卷二十三两出，一为石蜜，即指崖蜜，蜂蜜的一种；另一为此用牛乳、沙糖，或再加少些米粉煎制而成。两者产品不同。《唐本草》注云："用水牛乳、米粉和煎乃得成块。西戎来者佳，江左亦有，殆胜蜀者。云：用牛乳汁和沙糖煎之，并作饼，坚重。"《重修政和经史证类备用本草》注云："此石蜜其实乳糖也。前卷已有石蜜之名，故注此条为乳糖。"故亦加"乳糖"两字。为了便于区别，另一石蜜，则归于"蜜"条。见"十四画"。

---

① 石蜜：《本草纲目》曰："石蜜，即白沙糖也。凝结作饼块如石者为石蜜，轻白如霜者为糖霜，坚白如冰者为冰糖，皆一物而有精粗之异也。"受琚案："石蜜是沙糖与牛乳汁的再制品，石是形容其质坚硬，成块状。"石蜜又称为乳糖，是根据提炼过程而得名的。其味甘，性平。有润肺生津、解酒和中、助脾气、缓肝气的作用。

② 波斯：古国名，今伊朗。

③ 润肺气，助五脏津：《本草经疏》曰："石蜜，其味甘，其气寒，其用在脾，故主心腹热胀。甘寒能除热生津液，故止口干渴及咳嗽生痰也。"

此条据《嘉祐本草》引"孟诜云"补入。

石首鱼①

作干（鲞）[鲞]②₍一₎，消宿食，主中恶③。不堪鲜食₍二₎。

【校】

（一）鲞，《食疗本草》敦煌本作"鲞"，是，今据改。

（二）《本草纲目》引此条注出"张鼎"。

石胡荽④₍一₎

寒。无毒。通鼻气，利九窍⑤，吐风痰₍二₎。不任食。亦去翳⑥，熟挼内鼻中，翳自落。俗名"鹅不食草⑦"。

【校】

（一）此条《嘉祐本草》作"新补，见孟诜、陈藏器、萧炳、陈士良、日华子"，今录入。

---

① 石首鱼：又名黄花鱼、石头鱼、江鱼、黄瓜鱼等。味甘，性平。主治开胃益气，有调中和胃的作用。

② 干鲞（xiǎng）：剖开晾干的鱼称为鲞。有宽中、消食、止痢的食疗作用。

③ 中恶：由于血气两衰、突感头晕眼花、心胸憋闷、胃脘不适、呃逆干呕等症。

④ 石胡荽：又名食胡荽、野园荽、满天星、三节剑、通天窍、白珠子草等，为菊科植物石胡荽的带花全草。味辛，性温。有疏风散寒、通窍去翳、解毒的作用。

⑤ 通鼻气、利九窍：《本草汇言》曰："石胡荽利九窍，通鼻气之药也。其味辛烈，其气辛熏，其性升散，能通肺经，上达头脑。"

⑥ 去翳：《本草拾遗》曰："去目翳，挼塞鼻中，翳膜自落。"

⑦ 鹅不食草：《品汇精要》曰："此草鹅皆不食，故名鹅不食草。"

（二）《本草纲目》引有"疗痔病"句。

龙葵①

主丁(一)肿②。患火(二)丹疮③，和土杵(三)，傅之，尤良。

其味苦，皆揆去汁食之(四)。

其子疗甚妙。其赤球者，名龙珠④，久服变发，长黑，令人不老(五)。

【校】

（一）《食疗本草》敦煌本引"丁"作"疗"。

（二）《食疗本草》敦煌本"火"作"又"。

（三）杵，《食疗本草》敦煌本作"捣"。

（四）此条据《嘉祐本草》引"孟诜云"补入。

（五）此条据《医心方》卷三十引"孟诜云"补入。

① 龙葵：又名苦菜、苦葵、天茄子、老鸦酸浆草、野辣子等。为茄科植物龙葵的全草。味苦，性寒。 有清热解毒、消肿活血的作用。

② 丁肿：疔肿。疔疮多由于毒邪内结、流注经络而成。其状如丁钉，形小根深，生发迅速，多在无毫毛处、关节处，临床以生于头、项、胸、背者较严重。初起发烧、烦躁呕吐，继则舌硬口干、精神昏愦，严重的能危及生命。

③ 火丹疮：此症由外感暑热、内里心火妄动、火邪入肺伏结而成。初起多在两手，水疱状，后延及遍身、炽热疼痛。发生在身体上部者，属风热盛；发生在身体下部者，属湿热盛。临床应对症及早治疗。

④ 龙珠：李时珍《本草纲目》曰："龙葵、龙珠，一类二种也，皆处处有之。……功用亦相仿佛，不甚之远。"龙珠又名赤珠、红珠草，为茄科植物龙珠的全草。味苦，性寒。有清热利尿、消肿解毒的作用。可用于治疗淋病、疔疮肿痛等症。

田中螺①

大寒。汁②饮疗热，（腥）［醒］(一)酒，压丹石。不可常食。

【校】

（一）《食疗本草》敦煌本"腥"作"醒"，是，今据改。

生枣③(一)

食之过多，令人腹胀(二)。蒸煮食(三)，补肠胃，肥中，益气。第一青州④，次蒲州⑤者好。诸处(四)不堪入药。

【校】

（一）生枣，此条《嘉祐本草》引混在"干枣"条内，《医心方》卷三十引作"孟诜云"单出。受琚案：生枣为大枣的新鲜果实，与干枣功用不同，唐孙思邈《千金方·食治篇》亦单出，今从之。

---

① 田中螺：田螺，又名黄螺。味甘、咸，性寒。可食部分含蛋白质、脂肪、水分、碳水化合物、灰分以及钙、铁、磷、核黄素等成分。入肝、脾、膀胱经。有清热凉血、消肿利水的作用。

② 汁：田螺汁。《名医别录》曰："汁主目热赤痛。"陶弘景曰："煮汁疗热，醒酒、止渴。"

③ 生枣：《千金食治》曰："味甘、辛。多食令人热渴、气胀。若寒热羸瘦者，弥不可食，伤人。"

④ 青州：地名。

⑤ 蒲州：地名。

（二）《医心方》卷三十引"胀"作"痛"，《食疗本草》敦煌本同。

（三）《医心方》卷三十引"食"下有"之"字。

（四）"诸处"《食疗本草》敦煌本作"他处"。

生姜①

温。去痰，下气（一），除壮热②。治转筋、心满。去胸中臭气（二），通神明③。

又，胃气虚，风热，不能食。姜汁④半（三）鸡子壳⑤、生地黄汁少许，蜜⑥一匙头，和水三合，顿服，立差（四）。

又，皮⑦：寒，性温（五）。作屑末，和酒服，治偏（六）风。

---

① 生姜：鲜姜。含有挥发油，主要成分为姜醇、姜烯、姜辣素。味辛，性温。具有活血去寒、发汗的功能。其含树脂状物质，可以抑制人体对胆固醇的吸收，防止血清胆固醇和血脂的蓄积。药理证明生姜可促使胃酸、胃液的分泌，对心脏有兴奋作用。

② 除壮热：壮热，即高烧。生姜味辛，性善发窜，走而不守，可发表除寒、开郁散气、宣散通肺，邪气散尽则热自退。此处用生姜，并非生姜本身有退烧的作用。

③ 去胸中臭气，通神明：《医学入门》曰："生姜能通心、肺也。心气通，则一身之气正而邪气不能容，故曰去秽恶，通神明。"

④ 姜汁：鲜姜汁液味辛，性温，主治噎（yē）膈（gé）反胃、咳嗽痰逆。《本草拾遗》曰："汁解毒药、破血调中、去冷、除痰、开胃。"

⑤ 鸡子壳：又名混沌池、凤凰衣、凤凰蜕、鸡卵壳等。内含碳酸钙、磷酸钙、碳酸镁、胶质、有机物等成分。可治疗停饮脘痛、反胃、小儿佝偻病及各种出血症。

⑥ 蜜：详见"牛髓"条。

⑦ 皮：生姜皮又名姜衣。味辛，性凉。有和脾胃、消痞满、利水消肿的功能。

又，姜汁和杏仁汁^①，煎成膏_{（七）}，酒调服，或水调下，善下一切结实冲胸膈^②_{（八）}。

又，冷痢_{（九）}：取椒^③，烙之为末，共干姜末等分，以醋和面，作小馄饨子，服二七枚。先以水煮，更稀_{（十）}，饮_{（十一）}中重煮，出，停冷，吞之。以粥饮下，空腹，日一度作_{（十二）}之，良。

谨按：止逆，散烦闷，开胃气。

【校】

（一）《嘉祐本草》引"孟诜云"下作"多食少心智。八、九月食，伤神"。

（二）《医心方》卷三十引"孟诜云"作"生姜食之，除鼻塞，去胸中气"。

（三）《食疗本草》敦煌本"半"作"拌"。

（四）《食疗本草》敦煌本"差"作"愈"。

（五）"性温"两字疑衍，《嘉祐本草》引无，当删。

（六）《嘉祐本草》引作"和酒服之，除偏风"。《食疗本草》敦煌本"偏"作"漏"。

（七）"煎成膏"，一本作"煎成煎"。《食疗本草》

① 杏仁汁：新鲜杏仁浸泡后捣或研，取汁液。

② 结实冲胸膈：此症是由于外受风寒或气滞抑郁、正气受损，以致抵抗力下降，表邪入内而化热、郁结于心下、气机不畅，使胸膈部胀满作痛，以致造成短气、喘满、心中烦躁、口干舌燥、午后低烧等症。

③ 椒：花椒，生产在四川，故名川椒或蜀椒。

敦煌本作"汁作煎食"。

（八）《嘉祐本草》引作"汁作煎，下一切结实冲胸膈恶气，神验"。《食疗本草》敦煌本作"或水调，亦善下一切结实冲胸膈"。

（九）此条据《嘉祐本草》引"孟诜云"补入。

（十）《食疗本草》敦煌本作"一更稀"。

（十一）《食疗本草》敦煌本"饮"作"汤"。

（十二）《食疗本草》敦煌本"作"作"行"。

白豆①(一)

平，无毒。补五脏，益中(二)，助十二经脉，暖肠胃(三)。

【校】

（一）《重修政和经史证类备用本草》卷二十五引作"新补，见孟诜及日华子"。

（二）益中，《日华子本草》作"调中"，《经史证类大观本草》作"调和"。

（三）此句据《日华子本草》引补入。

白豆叶(一)

利五脏，下气。

---

① 白豆：又名饭豆、眉豆、甘豆、豇豆。为豆科植物饭豇豆的种子。其味甘、咸，性平。入脾、肾两经。有调中益气、健脾益肾的作用。

嫩者，可作菜食，生食之亦佳。可常食。

【校】

（一）此条据《重修政和经史证类备用本草》卷二十五引作"新补见孟诜及日华子"补入。

白苣^①_{（一）}

味苦，寒（一云平）。主补筋骨_{（二）}、利五脏、开胸膈拥气，通经脉，止脾气，令人齿白、聪明、少睡。可常食之。患冷气人食，即腹冷，不至苦损人。产后不可食，令人寒中、小肠痛_{（三）}。

【校】

（一）此条《政和经史证类本草》卷二十九作"新补，见孟诜、陈藏器、萧炳"。

（二）《医心方》卷三十"筋骨"作"筋力"。

（三）《食疗本草》敦煌本引"胎玄子张云"作"利五脏，开胸膈拥塞气。通经脉，养筋骨，令人齿白净、聪明、少睡。可常常食之。有小冷气人食之，虽亦觉腹冷，终不损人。又，产后不可食之，令人寒中，小腹、小肠痛"。《医心方》引"胎玄子张曰"，作"令人寒中，少腹痛"。受琚案："患冷气人食"以下数语，应为五代萧炳《四声本草》文。

---

① 白苣：又名生菜、石苣、千层剥等。为菊科植物莴苣的茎叶。味苦，性寒。能清心热、益筋力，有利于血管张力，改善心肌收缩功能，增强利尿作用，所以对高血压、心脏病、肾脏病患者有较好的食疗作用。

白鱼①

和豉作羹，一两顿而已 (一)。新鲜者好 (二) 食。若经宿者，不堪食。［久食］(三) 令人腹冷生诸疾。或腌、或糟藏，犹可食。

又，可炙了 (四)，于葱、醋中重煮食之 (五)。调五藏，助脾气，能消食，理十二经络 (六)，舒展不相及气。时人好作饼，炙食之，犹少动气。久亦不损人也 (七)。

白鱼 (八) 主肝家不足气 (九)，不堪多食，泥人心。虽不发病，终养蟹②。所食新者好，久食，令人心腹［生］(十) 诸病。可煮，炙于葱、醋中，一两沸，食，犹少调五脏气、理经脉。

【校】

（一）《食疗本草》敦煌本句首有"鲜者宜"三字。

（二）好，《食疗本草》敦煌本作"可"。

（三）《嘉祐本草》引此处有"久食"二字，使文义充实。今据补。

（四）了，《食疗本草》敦煌本作"子"。

（五）《嘉祐本草》引作"可煮炙，于葱、醋中一两沸，食"。《食疗本草》敦煌本"之"作"好"。

（六）一本作"助脾气，调五藏，理十二经络。"

---

① 白鱼：又名鲛（jiǎo）鱼、鲌（bó）鱼、白扁鱼、白花鱼。为鲤科动物翘嘴红鲌的肉。味甘，性平。有消食行水、开胃健脾的作用。

② 蟹（nì）：小虫。

（七）《食疗本草》敦煌本无"犹"字。"久亦"作"但"。一本引此条作"鲜者宜和豉作羹，虽不发病，多食亦泥人。经宿者勿食，令人腹冷。炙食亦少动气。或腌、或糟藏皆可食"。

（八）此条据"孟诜云"补入。

（九）《食疗本草》敦煌本作"治肝气不足"。

（十）《食疗本草》敦煌本"心腹"下有"生"字，是，今据补。

白蒿^①（一）

寒。

春初此蒿前诸草生。捣汁，去热黄及心痛。

其叶生挼，醋淹^②之为菹，甚益人。又，叶干为末，夏日暴水痢^③，以米饮^④和一匙，空腹服之。

子^⑤主鬼气。末和酒，服之良。又，烧淋灰，煎（二），治淋沥疾。

---

① 白蒿：古籍名蘩、蟠蒿、由胡、蒌蒿等。为菊科植物大籽蒿的全草。味甘，性平。《本经》曰："主五脏邪气，风寒湿痹，补中益气，长毛发令黑，疗心悬，少食常饥。"药理分析对金黄色葡萄球菌、大肠杆菌等有抑制作用。故现代临床服用鲜白蒿煎剂或冲剂、片剂，治疗急性细菌性痢疾颇有疗效。

② 淹：同"腌"。

③ 暴水痢：水泻型急性痢疾。

④ 米饮：米汤。

⑤ 子：瘦小，狭长，倒卵形，黄褐色。九、十月成熟。

【校】

（一）白蒿：此条据《嘉祐本草》引"孟诜曰"补入。又，苏颂《本草图经》"白蒿"下云："唐孟诜亦云：'生挼，醋食。'今人但食蒌蒿，不复食此。或疑此蒿即蒌蒿，而孟诜又别著蒌蒿条。所说不同，明是二物，乃知古今食品之异也。"

（二）《食疗本草》敦煌本"煎"字作"煮"。

白胶①

傅肿四边，中心留一孔子，其肿即头自开也。

治咳嗽不差 (一) 者，黄明胶炙令半焦为末，每服一钱匕，人参末二钱匕，用薄豉汤一 (二) （钱）［盏］(三) 八分，葱少许，入铫②子煎一两沸后，倾入盏，遇咳嗽时呷三五口后，依前温暖［取呷］，［却］(四) 准前咳嗽时吃之也。

又，止吐血、咯血，黄明胶一两，切作小片子，炙令黄。新绵一两，烧作灰，细研，每服一钱匕，新米饮调下，不计年岁深远并宜，食后卧时服。

【校】

（一）《食疗本草》敦煌本"差"作"愈"。

（二）一，《食疗本草》敦煌本作"二"。

---

① 白胶：黄明胶，又为鹿角胶。《名医别录》云："白胶，煮鹿角作之。"宋朝以后，黄明胶改为牛皮所熬制。味甘，性平，温。入肝、肾两经。有补血益气、安五脏、益精的功用。

② 铫（diào）：煮开水熬东西用的器具。

（三）盏，《证类本草》作"钱"，是，今依改。

（四）却，《食疗本草》敦煌本作"取呷"，属上为文，于文义畅通，今据改。

白鸽①（一）

肉：暖。调精益气。治恶疮疥癣、风疮白癜、疬疡风。炒熟酒服，虽益人，食多，恐减药力。

【校】

（一）此条据《本草纲目》引"孟诜"补入。

白瓜子②

取子三五（一）升，退去皮（二），捣为丸，空腹服三十丸，令人白净如玉（三）。

白瓜子（四）寒。多食发瘅黄③，动宿冷病。又，患瘕癖④

---

① 白鸽：味咸，性平。入肝、肾经。有滋肾益气及治虚羸、消渴、皮肤疥癣、妇科经闭、泻痢等症的作用。

② 白瓜子：又名冬瓜仁、瓜犀、瓜瓣等。日常民众喜食之。味甘，性凉。内含脂肪、皂苷、尿素、瓜氨酸等成分。种子的脂肪油中含亚油酸、油酸和饱和脂肪酸等。有润肺化痰、益气利水、开胃醒脾、去烦满不乐，去皮肤风剥黑默、滋润肌肤、补肝明目的作用。现代临床有用冬瓜子治肾脏炎、尿道炎、小便涩痛、水肿、脚气等病，驱除体内寄生虫及治疗化脓性阑尾炎。调入面脂中，可保养皮肤，使皮肤白而细腻。

③ 瘅（dàn）黄：黄疸。

④ 瘕癖：多因寒热失调、饮食无节，以致脏腑气虚；或因风寒、因劳伤，停积于内而成此症。临床表现多为腹部及两侧胁肋部胀痛。

人，不可多食之。

其子主益气，耐老，除心胸气满，消痰，止烦。

【校】

（一）此条据《嘉祐本草》引"孟诜云"补入。卷子本无"五"字。

（二）卷子本引"皮"下有"壳"字。

（三）卷子本引作"空腹及食后各服廿丸，令人面滑净如玉。可入面脂中用"。

（四）此条据《医心方》卷三十引"孟诜云"补入。

白冬瓜①（一）

益气。能［耐］（二）老，除心胸（三）满。取瓜（子）［仁］七升（四），下同白瓜［子］条（五）。压丹石。又取瓜（六）一颗，和桐叶②，与猪（肉）（七）食之，一冬更不要与诸物食（八），自然不饥，长三（九）四倍矣。又，煮食之，练五脏，为下气故也。欲得瘦，轻健者，则可长食之。若要肥，则勿食（十）。

肺热消渴，取濮瓜③去皮，每食后嚼吃三二两，五七

---

① 白冬瓜：又名白瓜、水芝、地芝、枕瓜等，即我们日常常食之冬瓜。冬瓜内含蛋白质、灰分、糖、粗纤维、维生素、硫胺素、胡萝卜素、尼克酸以及钙、铁、磷等有效成分。其味甘淡，性凉。有清热解毒、养胃生津、止渴利尿、减肥健美等作用。

② 桐叶：味苦，性寒。《本草纲目》曰："消肿毒，生发。"

③ 濮瓜：冬瓜的古称。

度，良（十一）。

冬瓜，去头面热（十二）。热者食之佳，冷者食之瘦人。

冬瓜，食之（十三）压丹石。

主治小腹水鼓胀（十四）。利小便，止消渴（十五）。取冬瓜仁七升（十六），以绢袋盛之，投三沸汤中，须臾出（十七），曝干，如此三度止（十八）。又，与清苦酒渍（十九），经一宿，曝干，为末，日服之方寸匕（二十）。令人肥悦、明目、延年、不老。

【校】

（一）《食疗本草》敦煌本作"白瓜"，即冬瓜之古籍别名。

（二）《嘉祐本草》"能"作"耐"。《食疗本草》敦煌本"能"下有"耐"字，是，今据补。

（三）《食疗本草》敦煌本引"胸"下有"气"字。《嘉祐本草》作"除胸心满"。

（四）此条言"白冬瓜"，此处应取瓜仁为之，下"白瓜子"条正作"取冬瓜仁七升"，今据改。

（五）此言"下同白瓜条"，是言取"瓜仁七升"的食疗方法和作用，与下文"白瓜子条"所引相似，此处不繁引，故知"下同白瓜条"应为"下同白瓜子条"，今据补入"子"字。《食疗本草》敦煌本引正作"下同白瓜子"，可为旁证。

（六）卷子本引"瓜"前有"冬"字。

（七）卷子本引无"肉"字，是，今删。

（八）卷子本引作"一冬更不食诸物"。

（九）三，《食疗本草》敦煌本作"二"，卷子本作"其猪肥长三四倍矣"。

（十）卷子本引作"煮食之，能炼五脏精细。欲得肥者，勿食之，为下气。欲瘦小轻健者，食之甚健"。文义甚明，应移"为下气故也"句于句末。

（十一）《政和经史证类本草》卷二十七引此条附在《食疗》条下作"孟诜说"云云，似当为张鼎或后人引入之文，故今别出。

（十二）此条据《嘉祐本草》引"孟诜云"补入。卷子本、《医心方》卷三十引"胒玄子张曰""相去头面热"均作"去头面热风"。《食疗本草》敦煌本引作"热发者服之良，患冷人勿食之，令人益瘦"。

（十三）此条据《医心方》卷三十"胒玄子张曰"所引补入。卷子本引无"食之"两字。

（十四）此条据卷子本补入。

（十五）此条据卷子本补入。

（十六）此条据《嘉祐本草》引"孟诜曰"补入。

（十七）出，《食疗本草》敦煌本作"去"，卷子本无此字。

（十八）卷子本引此处作："投三沸汤中，须臾曝干，又纳汤中，如此三度乃止。"

（十九）《食疗本草》敦煌本无"渍"字，卷子本"清"作"滑"，"渍"作"浸"，"经"作"之"。

（二十）卷子本作"服之方寸匕，日二服"。

白油麻[①]（一）

大寒，无毒。治虚劳，滑肠胃，行风气，通血脉，去头浮风，润肌。

食后生啖一合，终身不辍。与乳母食，其孩子永不病生。若客热，可作饮汁服之。停久者，发霍乱。

又，生嚼傅小儿头上诸疮良。久食抽人肌肉。生则寒，炒则热。

又，叶捣，和浆水，绞去滓，沐发，去风润发。

其油冷。常食所用也。无毒。发冷疾，滑骨髓，发藏腑渴，困脾藏，杀五黄，下三焦热毒气，通大小肠，治蛔心痛。傅一切疮、疥、癣，杀一切虫。取油一合、鸡子两颗、芒硝一两，搅服之，少时即泻，治热毒甚良。治饮食物，须逐日熬熟用，经宿即动气。有牙齿并脾胃疾人，切不可吃。陈者煎膏，生肌长肉，止痛，消痈肿，补皮裂。

【校】

（一）此条《嘉祐本草》作新补药，云"见孟诜及陈藏

---

① 白油麻：白芝麻。

器、陈士良、日华子"。今难细别出，全录之。

白粱米^①_{（一）}

患胃虚，并呕吐食及_{（二）}水者，用米汁二合，生姜汁一合，服之_{（三）}。性微寒。除胸膈中客热，移五脏气_{（四）}，续筋骨。此北人长食者是，亦堪作粉。

【校】

（一）此条据《嘉祐本草》引"孟诜曰"补入。

（二）《医心方》卷三十无"及"字。

（三）《医心方》卷三十作"和服之"。

（四）"晤玄子张云"引作"移易五脏气"。

瓜蒂^②

主_{（一）}身面四肢浮肿，杀蛊_{（二）}，去鼻中瘜肉，痫黄、黄

---

① 白粱米：为粟的一种，白粱粟的种仁。味甘，微寒。有益气和中、除烦止渴的功效。

② 瓜蒂：又名甜瓜蒂、瓜丁、甜瓜把、苦丁香等。六、七月间采摘未老熟的甜瓜，切取瓜蒂阴干而成。内含喷瓜素、甜瓜素。其味苦，性寒，有毒。入脾、胃两经。动物实验内服后刺激胃感觉神经，能引起呕吐、下痢，严重者可引起呼吸中枢麻痹而造成死亡，故应注意。

疬①及暴急黄（三）。取瓜蒂、丁香②各七枚，小豆③七粒（四），为末（五），吹黑豆许于鼻中（六），少时黄水出，差（七）。

【校】

（一）卷子本作"主治"。

（二）蛊，卷子本、《经史证类大观本草》、《食疗本草》敦煌本均作"虫"。

（三）卷子本作"阴瘅黄及急黄"。

（四）卷子本作"又方，瓜蒂七枚，丁香七枚"。

（五）卷子本作"捣为末"。

（六）卷子本无"黑豆许于"四字。

（七）卷子本作"吹鼻中少时，治瘫气，黄汁即出，差"。《食疗本草》敦煌本无"黄"字。又"瘫"作"痛"。

---

① 去鼻中瘜（xī）肉，瘪黄、黄疸：《千金翼方》有"瓜丁散"，治疗黄疸、目黄不除，方为：瓜丁细末如一大豆许，内鼻中，令病人深吸取入，鼻中黄水出。《类证话人书》治湿家，头中寒湿，头疼鼻塞而烦者：瓜蒂末，口含水，嚔（xiù）一字许，入鼻中，出黄水。《太平圣惠方》"赤小豆散"治急黄身如金色，方与此相仿，其方为：赤小豆一小两，丁香一分，黍米一分，瓜蒂半分，熏陆香一钱，青布五寸（烧灰），麝香一钱（细研），上药捣细罗为散，都研令匀，每服不计时候，以清粥饮调下一钱；若用少许吹鼻中，当下黄水。瘜肉，古同"息肉"。

② 丁香：为桃金娘科植物丁香的花蕾，又名支解香、丁子香。花蕾中含丁香油。其味辛，性温。入脾、胃、肾经。有温中暖肾、降逆止吐及治疝（xuán）癖、疝气、癖疾等症的功用。

③ 小豆：指赤小豆。味甘、酸，性平。入心及小肠经。有消水利湿、和血排脓、解毒消肿等功用。

冬葵子①

主患肿。未得头破者，三日后，取葵子一百 (一) 粒吞之，当日疮头开 (二)。

又，凡有难产，若生，［水］未得者 (三)，取一合，捣破，以水二升 (四) 煮取一升。已下，只 (五) 可半升，去滓，顿服之，则小便与儿便出。切须在意，勿上厕。昔有人如此，立扑儿入厕中。

又，细剉②，以水煎，取一盏食之，能滑小肠。

女人产时，煮一顿食，令儿易生 (六)。

天行病③后，食一顿，便失目。

吞钱不出，煮汁，冷，饮之即出④。无蒜勿食 (七)。四季月⑤食生葵，令饮食不消化，发宿疾。又，霜葵生食，动五

① 冬葵子：又名葵菜子。味甘，性寒。子中含脂肪油、蔗糖、麦芽糖、蛋白质及淀粉等成分。入大肠、小肠及膀胱经。利大小便，下乳汁。

② 剉（cuò）：切。

③ 天行病：指因天气变化而造成的流行疾病。

④ 吞钱不出，煮汁，冷，饮之即出：《普济方》记载有葵菜子绞取汁治误吞针、钱方。

⑤ 四季月：一年分四季，每季有三个月，古时分别称为孟月、仲月、季月。四季月即指四个季月，就是三月、六月、九月、十二月。

种(八)留饮①。黄葵②尤忌。

【校】

（一）《证类本草》"一百"作"二百"。

（二）《嘉祐本草》引"孟诜云"作"患疮者吞一粒，便作头"。

（三）"若生，未得者"于义不明，《食疗本草》敦煌本作"若生，水未得者"，即言生产时，羊水迟迟不下者，冬葵子性滑利，有滑肠利水之功，正符合本症临床的治疗，故今依《食疗本草》敦煌本"生"下加"水"字。

（四）二升，《食疗本草》敦煌本作"三升"。

（五）只，《经史证类大观本草》作"日"。

（六）《嘉祐本草》引"孟诜云"作"女人产时，可煮顿服之佳。若生时困闷，以子一合，水二升，煮取半升，去滓，顿服之，少时便产"。

（七）无蒜勿食，孟诜《必效方》曰："治诸瘘：先以泔清温洗，以棉拭水，取葵叶微火暖贴之疮，引脓，不过二三百叶，脓尽即肉生。忌诸杂鱼蒜，房室等。"食冬葵忌食蒜，"无蒜勿食"，"无"字疑衍文。

---

① 留饮：多由于本人体内湿重，续感风、寒、湿、热之盛，七情饮食之郁，以致气逆液浊，痰水停于心下，留饮不行，发病多心下喘满、咳嗽、短气、口渴、恶心欲吐、怔（zhēng）忡（chōng）健忘、头眩、背寒如掌大、四肢关节痛、腰膝无力、妇女经闭带下等症。留饮的病症名称如悬饮、溢饮、支饮、伏饮、癖饮等。

② 黄葵：黄背紫茎的葵菜。

（八）五种，《经史证类大观本草》作“三种”，《本草纲目》此句注文引孟诜文还有：“吐水。凡服百药，忌食其心，心有毒也。黄背紫茎者，勿食之。不可合鲤鱼、黍米鲜食，害人。”

冬葵叶① (一)

其性冷，若热食之，令人热闷(二)。甚动风气。久服丹石人，时吃一顿，佳也。冬月，葵菹②汁，服丹石人发动，舌干咳嗽，每食后饮一盏，便卧少时。

【校】

（一）此条据《嘉祐本草》补入。

（二）《医心方》引作“若热者食之，亦令热闷”。

冬葵根③ (一)

冷。主疳疮生身面上。汁黄者，可取根作灰，和猪脂涂之。

【校】

（一）此条据《嘉祐本草》引“孟诜云”补入。

① 冬葵叶：冬葵为锦葵科锦葵属，又名露葵、滑菜、冬苋菜、土黄芪、荠菜粑粑叶、蘬（guī）、奇菜等，全国各地均有生长，食用普遍。其叶味甘，性滑、寒。叶含锦葵酸等成分，有消炎解毒、清热利湿的作用。现代临床有用葵叶煎水代茶服用，对治疗黄疸型肝炎、消除黄疸颇有功效。

② 菹（zū）：同“葅”。意为酸菜、腌菜。

③ 冬葵根：又名土黄芪。味甘、辛，性寒。有消热解毒、利小便的作用。

六画

地黄①

微寒。以少蜜煎，或浸食之，或煎汤，或入酒饮，并妙。生则寒，主(一)齿痛，唾血、折伤。叶②，可以［作］羹(二)。

【校】

（一）《食疗本草》敦煌本"主"作"主治"。

（二）叶，可以羹，《食疗本草》敦煌本作"可以作羹"，今据补"作"字，于文义明了。

百合③

平。主心急黄④。蒸过(一)，蜜和食之(二)。作粉尤佳。

---

① 地黄：又名干地黄、芑（qǐ）、苄（hù）、地髓、人黄、天黄、酒壶花等。为玄参科地黄属植物的根状茎。其肉质肥厚，呈圆柱形或纺锤形。多年生草本。味甘，性寒，无毒。据现代生药分析，生地黄含地黄素、梓醇、多种糖类（如水苏糖、蔗糖、葡萄糖、甘露糖等），以及维生素A样物质和氨基酸类物质。动物试验，对蛙的心脏有显著的强心作用，同时还有扩张肾脏血管、促进血液凝固以及抑制真菌的作用。中医认为，生地黄具有滋阴凉血、生津润燥、止血、消肿痛的功能。

② 叶：地黄叶可治恶疮以及手、足癣疾。

③ 百合：又名白百合、中庭、夜合花、摩罗等。为百合科植物百合及细叶百合、麝香百合及其同属多种植物鳞茎的鳞叶。含有多种生物碱、脂肪、蛋白质及淀粉等成分。味甘、微苦，性平。入心、肺两经。蒸食、煮汤及煮粥食之均可。有清心安神、润肺止咳、补中益气、抗衰老、抗癌的功用。

④ 心急黄：此症是由于脾胃原有蓄热，复为热毒所加，以致肝胆之气不通、郁蒸而发生心满、气喘、皮肤及眼巩膜黄色等急性病。

红花者名山丹①，不甚良（三）。

【校】

（一）《肘后方·附方》作"以百合蒸过"。

（二）《食疗本草》敦煌本作"和蜜作粉食之尤佳"。

（三）《经史证类大观本草》《证类本草》均作"不堪食"。

邪蒿②（一）

味辛，温、平，无毒。似青蒿细软。主胸膈中臭烂恶邪气。利肠胃，通血脉，续不足气。生食微动风气，作羹食良。不与（故）［胡］（二）荽同食，令人汗臭气。

【校】

（一）此条《嘉祐本草》作"新补见孟诜、陈藏器、萧炳、陈士良、日华子"。今难以析别，全录之。

（二）"故"为"胡"字之讹，今改之。

---

① 山丹：为百合科植物山丹的鳞茎。其花红色，故又名红百合、连珠、川强瞿、山百合等。味甘、苦，性凉。有清热润肺、止咳、安神的作用。

② 邪蒿：为伞形科植物邪蒿的全草。生于山坡、灌丛间，多分布于东北、内蒙古等地。其味辛，性温。利肠胃，通血脉，主治脾胃不和、干哕、呃逆及口臭、痢疾等。

芋①

煮汁浴之，去身上浮气。浴了，慎风半日许。

芋白色（一）者，无味；紫色者破气（二）。煮汁饮之，止渴。十月后晒干，收之（三）。冬月食，不发病。他时月不可食（四）。又，和鲫鱼、鳢鱼②作臛③，良（五）。久食，令人虚，劳无力（六）。又，煮洗腻衣，白如玉（七）。亦可浴去身上浮（风）［气］（八），慎风（九）半日。

平（十）。右主宽缓肠胃（十一），去死肌，令脂肉悦泽。

【校】

（一）此条据《嘉祐本草》引"孟诜云"补入。"色"字卷子本作"净"。

（二）卷子本作"紫色者良，破气"，误也。

（三）卷子本作"十月已后收之，曝干"。

（四）卷子本作"冬蒸服，则不发病，余外不可服"。

（五）卷子本作"又和鱼煮为羹，甚下气，补中焦"。

（六）卷子本作"令人虚，无气力"。下又有"此物但令肥而已"七字。

（七）卷子本作"又，煮生芋汁，可使垢腻衣能洁白"。

---

① 芋：俗名芋头，又名芋奶、芋魁、蹲鸱（chī）。为天南星科植物芋的块茎。内含淀粉、蛋白质、灰分、脂类以及钙、磷、铁等成分。味甘、辛，性平。

② 鳢（lǐ）鱼：黑鱼。

③ 臛（huò）：肉羹。

（八）"浮风"应改作"浮气"，上文引及《食疗本草》敦煌本正作"浮气"。

（九）《食疗本草》敦煌本"慎风"前有"但"字。"慎风"《经史证类大观本草》作"忌风"，义相同。

（十）此条据《食疗本草》敦煌本引补入。

（十一）卷子本作"主宽缓腹胃"，《医心方》卷三十引作"主宽肠胃"。

虫枣[①]（一）

小儿患秋痢，与虫枣食，良。

【校】

（一）此条据《嘉祐本草》引"孟诜云"补入。原杂在"干枣"条下，今别出。

同蒿[②]（一）

平。主安心气，养脾胃，消水饮。又，动风气，熏人心，令人气满，不可多食。

【校】

（一）此条《嘉祐本草》作"新补见孟诜、陈藏器、萧炳、陈士良、日华子"，今据补入。

---

① 虫枣：李士材《本草图解》论大枣云："食蛀枣，止秋痢。红枣主治相同，功力稍逊。止泻药则用以作丸。"

② 同蒿：茼蒿。

决明子①

平。主肝家热毒气 (一)，风眼赤泪。每日取一匙，挼去尘埃，空腹，水吞之。百日后，夜见物光也。

【校】

（一）肝家《经史证类大观本草》作"人患"。《食疗本草》敦煌本作"主肝中毒气"。

决明叶②

主明目，利五脏，食之甚良。

羊皮③

取皮去毛，煮羹，补虚劳。煮作臛食之，去一切风，治脚中虚风 (一)。

【校】

（一）一本作"治肺中虚风"。

---

① 决明子：又名草决明、羊明、羊角、马蹄决明、还瞳子、狗屎豆、马蹄子、千里光、假绿豆等。为决明的成熟种子。黄褐色，味微苦，略带黏液性。种子含大黄素、大黄酚、大黄酸、芦荟大黄素、橙黄决明素、决明素等成分。动物试验有降压、抗菌的作用。决明子走肝、肾两经，故有清肝明目、通便利水及治疗高血压、肝炎、肝硬化腹水、降低血清胆固醇的作用。

② 决明叶：又名野花生。为豆科植物决明的全草或叶。全草含甘露醇、蜂花醇、葡萄糖、谷甾醇等成分。味甘、苦，性凉。有祛风清热明目的作用。民间有以野花生配甘草煎服治疗流行性感冒的方法。

③ 羊皮：含水分、蛋白质及少量的脂肪、无机物质。《本草纲目》曰："烧服，治蛊毒下血。"

羊屎

黑人毛发。主箭镞[1]不出。粪和雁膏傅毛发落(一)，三宿生。

【校】

（一）"落"，《食疗本草》敦煌本作"各"。

羊肉[2]

妊娠人勿多食[3]。

头肉，平，主暖中。汗出虚劳。安心止惊[4]，宿有冷病人勿多食。主热风眩（疫）［瘦］疾(一)。小儿痫，兼补胃虚损及丈夫五劳骨热，热病后宜食羊头肉。

白羊黑头者勿食之，令人患肠痈。一角羊不可食。六月勿食羊，伤神。

谨按：南方羊都不与盐(二)食之，多在山中吃野草或食

---

① 镞（zú）：箭头。

② 羊肉：因羊的种类、年龄、饲养情况及身体部位不同，其营养成分有差异。总的来讲含有蛋白质、脂肪、硫胺素、核黄素、胆固醇以及磷、灰分等成分。其中含钙、铁质比牛肉、猪肉高。因此，对产后气血两虚、老弱病人、久病后恢复期、贫血、肺结核、哮喘、腰膝寒痛等病症均有食疗作用。羊肉味甘，性温。有暖中补虚、益气开胃、增强体力、肥健人的作用。名医李杲曰："羊肉甘热，能补血之虚。有形之物也，能补有形肌肉之气。"故常吃羊肉，对身体极佳，并有抗衰老、预防早衰的效果。

③ 妊娠人勿多食：多食恐热甚，但羊肉暖中止痛，利于产妇。

④ 安心止惊：《名医别录》曰："主缓中，字乳余疾，及头脑大风汗出，虚劳寒冷，补中益气，安心止惊。"

毒草。若北羊，一二年间亦不可食，食必病生尔_(三)。为其来南地食毒草故也。若南地人食之，即不忧也。今将北羊于南地养_(四)三年之后，犹亦不中食，何况于南羊能堪食乎。盖土地各然也_(五)。

温_(六)。主风眩瘦病、小儿惊痫、丈夫五劳七伤、脏气虚寒。河西羊最佳，河东羊亦好。纵驱至南方，筋力自劳损，安能补益人_(七)。

患天行①及疟_(八)人，食，令发热，困重_(九)致死。

【校】

（一）疫疾，误。《千金方·食治篇》云，"头肉：主风眩瘦疾"，《唐本草》亦作"羊头，疗风眩瘦疾"，是知羊头肉可肥人，不能治传染性疾病，今据改。

（二）《食疗本草》敦煌本"盐"作"食"。

（三）《食疗本草》敦煌本无"尔"字。

（四）《食疗本草》敦煌本"养"作"食"。

（五）《食疗本草》敦煌本作"各各然也"。

（六）此条据《嘉祐本草》引"孟诜云"补入。

（七）《本草图经》引"孟诜云"作"纵有驱至南方，筋力自劳损，安能补人"。《食疗本草》敦煌本引相同。

（八）《食疗本草》敦煌本"疟"作"痄"。

（九）《食疗本草》敦煌本"重"作"顿"。

———————————

① 天行：因天时不正而发生的流行疾病。

羊肚①

主补胃病、虚损，小便数（一），止虚汗。

【校】

（一）《嘉祐本草》引"孟诜云"作"主补胃，小便数，以肥肚作羹食，三五度差"。

羊肝②

性冷。治肝风虚热、目赤暗痛。热病后失明者，以青羊肝或子肝薄切，水浸傅之，极效。生子肝③吞之尤妙。主目失明，取杀羊肝一斤，去脂膜，薄切（二），以末着水，新瓦盆一口，揩令净，铺肝于盆中，置于炭火上，煿④（二）。令脂汁尽，候极干。取决明子半升、蓼子一合，炒令香（三），为末，和肝杵之，为末，以白蜜浆下方寸匕，食后服之，日三（四），加（五）至三匕，止。不过二（六）剂，目极明⑤。一年

---

① 羊肚：味甘，性温。补中益气、健脾胃不亚于羊肉，并能治消渴、盗汗、尿频等症状。

② 羊肝：味甘苦，性凉。有益血、补肝、明目的作用。食疗适用于各种贫血症、肺结核、小儿发育不良和维生素A缺乏的夜盲、疳眼、目暗昏花以及羸瘦等症。

③ 子肝：鲜嫩的肝。《唐本草》曰："疗肝风虚热。目赤暗无所见，生食子肝七枚。"

④ 煿（bó）：煎炒或烤干食物。

⑤ 目极明：羊肝治目赤热痛，看物不分明，《食医心镜》用青羊肝一具，细切，水洗，以五味、酱、醋食之。治目不能远视，《多能鄙事》用羊肝、葱子入米煮粥食之。治目暗、黄昏不见物。《梅师集验方》用羊肝淡醋食之，煮后食亦可。

服之，妙，夜见文字并诸物。其羘（七）羊，即骨历羊①是也。常患眼痛涩、不能视物及看日光并灯火光不得者，取熟羊头眼睛中白珠（八）子二枚，于细石上和枣汁研之，取如小麻子大，安眼睛上，仰卧，日二夜二（九），不过三四度，差。

【校】

（一）《食疗本草》敦煌本作"切薄"。

（二）《食疗本草》敦煌本作"炸"。

（三）《食疗本草》敦煌本无"令香"二字。

（四）日三，《食疗本草》敦煌本作"日二"。

（五）加，《食疗本草》敦煌本作"如"。

（六）二，《食疗本草》敦煌本作"三"。

（七）羘，《食疗本草》敦煌本作"羧"，《经史证类大观本草》作"牯"。

（八）珠，《食疗本草》敦煌本作"球"。

（九）夜二，《食疗本草》敦煌本作"夜三"。

羊骨②

热。主治虚劳。患宿热人，勿食。

---

① 骨历羊：羧羠羊，指黑色公羊。寇宗奭云："河东谓之羧羠羊，尤很健，毛最长而厚。"

② 羊骨：因部位、年龄、饲养不同，骨的化学组成亦有差异。头骨，味甘，性平（《本草纲目》）。胫骨，味咸，性平（《医林纂要》）。脊骨，味甘，性热（《本草纲目》）。羊骨主要有补肾、强筋骨的功能。

羊髓①

酒服之，补血。主女人风血虚闷②（一）。

头中髓，发风，若和酒服，则迷人心，便成中风也。

【校】

（一）《食疗本草》敦煌本作"血虚风闷"。疑是。

羊心③

补心、肺。从三月至五月，其中有虫如马尾长，长二三寸，已来（一）须割去之，不去，令人痢。

【校】

（一）《食疗本草》敦煌本无"已来"二字。

羊毛

醋煮裹脚，治转筋（一）。

【校】

（一）此条据《嘉祐本草》引"孟诜云"补入。

---

① 羊髓：味甘，性温。有润肺泽肌、益阴填髓、调补诸虚、滑利经脉等功能。

② 主女人风血虚闷：《名医别录》曰："主男女伤中，阴气不足，利血脉，益经气。"

③ 羊心：味甘，性温、平。有止忧恚膈气、止惊悸和解郁的功能。

羊乳①

补肺（一）、肾气，（如）［和］（二）小肠。亦主消渴，治虚劳，益精气。合脂作羹食，补肾虚。亦主女子与男子中风。蚰蜒②入耳，以羊乳灌耳中即成水。又，主小儿口中烂疮，取羧羊生乳，含五六日差（三）。

羊乳（四），治卒心痛，可温服之。

【校】

（一）肺，《经史证类大观本草》作"肝"。

（二）《食疗本草》敦煌本"如"作"和"，是，今据改。

（三）《食疗本草》敦煌本"差"作"愈"。

（四）此条据《嘉祐本草》引补入。

羊角③

主惊邪，明目，辟鬼（一），安心，益气。烧角作灰，治鬼（二）气，并漏下恶血。

角灰（三），主鬼气，下血。

---

① 羊乳：味甘，性温。有补气养血、润心肺及治胃病、消渴、哕逆等作用。羊乳比牛乳含有更丰富的脂肪、蛋白质等成分，对老、幼和身体虚弱者较为合适。

② 蚰（yóu）蜒（yán）：是百足虫的一种类型，节肢动物，像蜈蚣而略小，体色黄褐，有细长的脚十五对，生活在阴湿地方，捕食小虫，有益农事。与蜈蚣是近亲，黄褐色比普通的蜈蚣小，触角和脚部很细很长，毒颚很大，栖息于房屋内外阴湿处。

③ 羊角：殺羊角。系雄性山羊或雄性绵羊的角。味咸，性寒凉。入肝、心、肺诸经。有清热凉血、镇惊解毒的功能。

【校】

（一）《食疗本草》敦煌本"鬼"作"瘟。"

（二）《食疗本草》敦煌本"鬼"作"疫"。

（三）此条据《嘉祐本草》引"孟诜云"引入。

羊蹄①

主痒。不宜多食。

羊乳酪②

寒。主热毒，止渴，除胃中热。患冷人勿食羊乳
酪（一）。

【校】

（一）《本草纲目》引作"诜曰：患冷、患痢人勿食羊
乳酪，合酢食成血瘕"。

---

① 羊蹄：指羊蹄叶。为蓼科植物羊蹄或尼泊尔羊蹄的叶。含有槲（hú）皮苷及多量
维生素C。味甘，性滑、寒，无毒。民间用于治疗肠风痔泻血、咽中生息肉、口疮及
血风疥癣瘙痒、小儿疳虫等症。

② 羊乳酪：与牛乳酪相似，其制法及功用参看"牛乳酪"条。

安石榴^①（一）

温。多（二）食，损齿令黑。皮^②（三）炙令黄，杵末（四），以（五）枣肉^③为丸，空腹三丸，日二服（六）。治赤、白痢。腹痛者，取醋者^④一枚并子，捣汁顿服（七）。

实^⑤，主谷利、泄精（八）。治疣虫、白虫^⑥（九）。

又，其花^⑦、叶^⑧阴干，捣为末，和铁丹^⑨服之，一年白

---

① 安石榴：又名楉（ruò）榴、丹若、金罂、金庞、安息榴、海石榴、钟石榴等。为石榴科植物石榴的果实。果实分甜、酸两种。甜石榴，古名天浆、甘石榴。味甘、微酸涩，性温。有生津止渴、止泻痢、杀虫的作用。酸石榴，又名醋石榴。种仁油质中含有甘露醇、石榴酸、雌酮、雌二醇等成分。味酸，性温。临床多取其酸、涩之性，用于治疗滑泻久痢、崩漏带下等症，并可解酒醒醒。

② 皮：石榴皮，又名石榴壳、西榴皮，安石榴酸实壳等。味酸、涩，性温。质脆而坚，药用以皮厚实、色红褐者为佳。其皮含鞣质、树脂、树胶、糖分、蜡、甘露醇、黏质、苹果酸、没食子酸以及草酸钙、果胶等成分。其入肾、大肠经。石榴皮有止泻泄的功能。

③ 枣肉：大红枣之肉，其能补脾和胃、益气生津、除肠胃中的浊气、解药毒，并有酸涩收敛之功。

④ 醋者：指醋石榴一枚。

⑤ 实：指果实石榴。

⑥ 治疣虫、白虫：是石榴根的特效，石榴根中又以酸榴根更佳。其根皮干者扁平或呈不规则的卷曲。黄褐色。味苦涩，性温。根皮中含甘露醇、谷甾醇、异石榴皮碱等成分。药理实验对绦虫的杀灭作用极强，对溶血性链球菌、痢疾杆菌、金黄色葡萄球菌、霍乱弧菌、伤寒及副伤寒杆菌、变形杆菌、大肠杆菌、结核杆菌、绿脓杆菌有明显的抑制作用。

⑦ 花：石榴花，又名榴花、酸石榴花。味酸、涩，性平。有止血、消炎的作用。

⑧ 叶：石榴叶外敷，可治跌打损伤；煎洗可治痘风疮及风癞。

⑨ 铁丹：陈藏器云："铁丹，飞铁为丹，亦铁粉之属是也。"

发尽，益面红色。仙家^①重此，不尽书其方_{（十）}。

【校】

（一）此条据《嘉祐本草》引"孟诜云"补入。

（二）多，卷子本作"久"。

（三）卷子本《医心方》本"皮"前有"其"字。

（四）"杵末"，卷子本作"捣为末"。

（五）"以"，卷子本作"和"。

（六）卷子本作"日服卅丸，后以饭押，断赤、白痢"。

（七）《食疗本草》敦煌本引"孟诜云"作"或取酸者一枚并子"。卷子本引作"又，久患赤、白痢，肠肚绞痛：以醋石榴一个，捣令碎，以布绞取汁，空腹顿服之，立止"。

（八）此条据《医心方》卷三十补入。

（九）此条据卷子本补入，但"疣虫、白虫"上已缺文，查《名医别录》作"东行根：疗疣虫、寸白"，与此相近，且《食疗本草》多处借鉴于《名医别录》，"疗疣虫，白虫"概指石榴树根的作用而言。

（十）此条据卷子本补入。

红椒^② _{（一）}

五月食椒，损气伤心，令人多忘。

---

① 仙家：指修炼丹药的人。

② 红椒：川椒、蜀椒的别名。

【校】

（一）此条据《食疗本草》敦煌本引"孟诜云"补入。《本草纲目》"椒红"条下引同。

七画

杨梅^① (一)

温。和五脏，［调］腹胃，除烦愦，［消］恶气，去痰实。亦不可久食(二)，损齿及筋也。甚能断下痢(三)。又，烧为灰，亦断下痢。甚酸美(四)，少有胜白梅^②。

又，白梅未干者(五)，常含一枚，咽其液，亦通利五脏，下少气。若多食之(六)，损人筋骨。其酸醋之物，自是土使然(七)。若南方人北居，杏亦不食(八)；北地人南往，梅乃噉多(九)，岂不是地气郁蒸(十)，令人烦愦(十一)，好食斯物也。

杨梅(十二)，和五脏，能涤肠胃，除烦愦(十三)恶气，切不可多食，甚能损齿及筋(十四)，亦能治痢，烧灰服之。

【校】

（一）杨梅，卷子本作"羊梅"，是古代名称。

（二）卷子本作"右主和脏腑，调腹胃，除烦愦，消恶气，去痰实。不可多食"。今据补入"调""消"二字，于文义明了。《食疗本草》敦煌本引《食疗》"愦"作

---

① 杨梅：又名机子、圣生梅、白蒂梅。果实内含苹果酸、草酸、乳酸、柠檬酸、葡萄糖、果糖、蜡质及花色素等成分。其味甘、酸，性温。入肺、胃二经。有生津止渴、除烦消食、去痰、解酒、止吐、止泻的作用。

② 白梅：又名盐梅、霜梅。为蔷薇科植物梅的未成熟果实经盐渍而成。其做法是取未熟的梅子夜以盐汁渍之，昼则日曝，凡作十宿、十浸、十曝便成。其味咸、酸、涩，性平。

"愤"，《经史证类大观本草》本作"燥"。

（三）卷子本作"损人筋，然断下痢"。

（四）卷子本作"其味酸美"。

（五）卷子本作"又，取干者"。

（六）卷子本无"之"字。

（七）卷子本作"甚酸之物，是土地使然"。

（八）卷子本作"若南人北居，亦不食"。

（九）卷子本作"北人南住，梅乃多瞰"。

（十）卷子本"岂不是"作"皆是"。《食疗本草》敦煌本引《食疗》作"岂地气郁蒸"。

（十一）卷子本无"人"字。《食疗本草》敦煌本引《食疗》作"令人烦愦"，卷子本同。

（十二）此条据《嘉祐本草》引"孟诜云"补入。

（十三）《食疗本草》敦煌本引"孟诜云""愤"作"愦"。

（十四）《食疗本草》敦煌本引"孟诜云"作"能损齿及筋"。

芜荑①

散腹中气痛（一）。

---

① 芜荑：又名黄榆、姑榆、山榆子、山榆仁、大果榆糊等。为榆科植物大果榆果实的加工品。表面褐黄色，呈方块状，有多数小孔，体轻质松脆，有特殊的臭味。其味微酸、涩。入脾、胃二经。药理试验有抗真菌、驱虫的作用。

又，和马酪①，可治癣（二）。作酱甚香美（三），功尤胜于榆仁②（四）。（尘）［陈］者良（五）。又杀中恶、虫毒（六）。

主五脏皮肤肢节邪气③。又，热疮，捣，和猪脂涂，差（七）。又，和白蜜（八）治湿癣。和沙牛酪，疗一切疮。

陈者良，可少食之，伤过多，发热、心痛，为辛故也（九）。秋天食之尤宜人。长食，治五痔（十）。诸病不生。

【校】

（一）卷子本作"主治五内邪气，散皮肤支节间风气。能化食，去三虫，逐寸白，散腹中冷气"。

（二）《食疗本草》敦煌本引卷子本作"又方，和马酪，治干癣"。

（三）卷子本作"案《经》：作酱食之，甚香"。

（四）卷子本作"其功尤胜于榆人"。

（五）《证类本草》"陈"作"尘"，误。今据卷子本《食疗本草》敦煌本改作"陈"。卷子本此句作"唯陈久者更良"。

① 马酪：马奶提炼的奶酪。

② 榆仁：榆荚仁，又名榆实、榆子。为榆科植物榆树的果实或种子。果实中含蛋白质、脂肪、灰分、水分、钙、磷、铁以及碳水化合物、粗纤维、硫胺素和核黄素、尼克酸等。其味甘、酸，性寒。有清湿热、杀虫及治小儿疳热羸瘦、妇女白带等症的功能。

③ 主五脏皮肤肢节邪气：《本草经疏》曰："非辛温则不能散五脏、皮肤、骨节中邪毒气，非苦平则不能去三虫、化食、逐寸白、疗肠中㖞（wà）㖞喘息。然察其所主，虽能除风湿邪气之为害，而其功则长于走肠胃，杀诸虫，消食积也。"

（六）卷子本作"杀肠恶虫"。

（七）《食疗本草》敦煌本引"孟诜云""差"作"愈"。卷子本作"患热疮，为末和猪脂涂差"。

（八）卷子本"白蜜"作"白沙蜜"。

（九）卷子本作"可少吃，多食发热，心痛，为其味辛之故"。

（十）卷子作"长吃治五种痔病"。

芜菁① （一）

温。下气 （二），治黄疸，利小便。

冬月作葅，煮作羹食之，能消宿食，下气，治嗽。

【校】

（一）芜菁，《嘉祐本草》引作"蔓菁"。

（二）《嘉祐本草》引"孟诜云"作"消食下气"。

芜菁子②

其子 （一），九蒸九曝，捣为粉，服之长生。压油，涂头，能 （二）变蒜发。

---

① 芜菁：又名蔓菁、葑（fēng）、须、荛（ráo）、大芥、九英菘、台菜、诸葛菜、鸡毛菜等。为十字花科植物芜菁的块根及叶。其根块状，肉质。味苦、微辛、甘，性平。有开胃下气、利湿解毒的功能。功用略同萝卜。

② 芜菁子：又名蔓菁子。味辛，性平。有清热解毒、益肝行气及消黄疸、明目、利小便、杀虫积等作用。

又，研子，入面脂，极去皱。

又，捣子，水和服，治热黄，结实不通，少须，当泻一切恶物，沙石、草、发并出，又利小便。

【校】

（一）此条据《嘉祐本草》引"孟诜云"补入。

（二）《食疗本草》敦煌本"能"前有"只"字。

芜菁根[①]

根，主消渴。治热毒风肿。食，令人气胀满。

又[（一）]，女子妒乳肿[②]，取其根，生捣后，和盐、醋浆水煮，取汁洗之，五六度差[（二）]。

又，捣和鸡子白封之，亦妙。

【校】

（一）此条据《嘉祐本草》引"孟诜云"补入。

（二）《食疗本草》敦煌本"差"作"瘥"。

---

① 芜菁根：有清热解毒、消肿痛的作用。

② 女子妒（dù）乳肿：《兵部千集方》曰："治乳痈疼痛、寒热：蔓菁根叶，净，择去土，不用洗，以盐捣敷乳上，热即换，不过三五度。冬无叶即用根。切须避风。"妒，"妬"的异体字。

芸苔^① _(一)

若先患腰脚，不可多食，必加极^②_(二)。又，极损阳气，发疮_(三)、口齿痛^③。又能生腹中诸虫。道家特忌_(四)。

【校】

（一）此条据《嘉祐本草》引"孟诜云"补入。

（二）《食疗本草》敦煌本引无"极"字。

（三）《食疗本草》敦煌本"发疮"后有"及"字。

（四）《本草纲目》引此下有"以为五荤之一"句。

苋实^④

叶^⑤，食_(一)动气，令人烦闷，冷中，损腹。不可与鳖肉

---

① 芸苔：芸薹，为十字花科植物油菜的嫩茎叶。又名寒菜、青菜、红油菜。味辛，性凉。入肺、肝、脾三经。有散血、消肿、通肠的作用。内服煎汤或入丸、散；外用研末调敷或榨油涂。

② 若先患腰脚，不可多食，必加极：《千金食治》曰："芸台主腰、脚痹。若旧患腰、脚痛者，不可食，必加剧。又治油肿丹毒，益胡臭。"《百病方》曰："狐臭人食之，病加剧。"

③ 发疮、口齿痛：《随息居饮食谱》曰："发风动气，凡患腰脚、口齿诸病及产后痧痘、疮家痼疾、目证、时感皆忌之。"证，古通"症"。

④ 苋实：又名苋子、苋菜子、苋菜实。为苋科植物苋的种子。扁圆形，两面凸，黑褐色。平滑有光泽。味甘，性寒。有清肝明目、通利二便的作用。

⑤ 叶：又名青香苋、马齿苋、五行草、长命菜、安乐菜。为马齿苋的全草。入肝、脾、大肠经，味酸，性寒。全草含大量氯化钾、硫酸钾等钾盐及柠檬酸、苹果酸、谷氨酸、葡萄糖、蔗糖、果糖等成分，另还含蛋白质、脂肪、粗纤维、维生素、核黄素等营养成分，故民间称之为长寿菜。有清热解毒、凉血止血、散血消肿的功用。

同食①，生鳖症（二）。

又，取鳖甲②如豆片大者，以苋菜（三）封裹之，置于土坑③（四）内，上以土盖之，一宿，尽变成鳖儿也（五）。

又，五月五日采苋菜，和马齿苋为末，等分，调，与妊娠服之，易产。

苋（六），补气、除热。其子明目。九月霜后采之。叶亦动气，令人烦闷，冷中，损腹。

【校】

（一）《食疗本草》敦煌本无"食"字。

（二）《食疗本草》敦煌本"症"作"瘕"。

（三）菜，《食疗本草》敦煌本作"菜"。

（四）坑，《食疗本草》敦煌本作"穴"。

（五）以上《本草纲目》注出"鼎曰"。

（六）此条据《嘉祐本草》引"孟诜云"补入。

---

① 不可与鳖肉同食：《千金食治》曰："小苋菜：味甘，大寒，滑，无毒。可久食，益气力，除热。不可共鳖肉食，成鳖瘕。瘕即瘕症。腹中肚脐周围形成硬块，有形而痛，此症多由于饮食失节、寒暖失宜，以致脏腑气血虚损。或因劳伤、风寒，停蓄于内，而成此症。"

② 鳖甲：详见"鳖甲"条注解。

③ 坑（kēng）：同"坑"。

芥①

主泆逆，下气，明目②，去头面风。大叶者良。煮食之动气，犹胜诸菜。生食发丹石（一）。

其叶不可多食。又，细叶有毛者，杀人。

【校】

（一）《嘉祐本草》引"孟诜云"作"煮食之亦动气；生食，发丹石，不可多食"。《医心方》卷三十引"孟诜云"作"生食发丹石，不可多食"。

芥子③

其子微熬，研之，作酱香美。有辛气，能通利五脏。

---

① 芥：为十字花科植物芥菜的嫩茎叶。又名大芥、雪里蕻、黄芥、皱叶芥等。味辛，性温。有温中利气、疏肝和胃、宣肺豁痰的作用。腌制后供冬季食用，可开胃理气。

② 明目：《本草经疏》曰："其主利九窍，明耳目者，盖言辛散走窜，豁痰引涎，暂用一时，使邪去而正自复。非谓其真能利窍明耳目也。"

③ 芥子：又名青菜子、黄芥子。深黄色至棕黄色。类圆球形。种实含芥子酶、芥子酸、芥子碱、黑芥子苷、蛋白质、脂肪油、黏液质等成分。味辛，性热。

赤小豆①

和鲤鱼（一）烂煮食之②，甚治脚气及大腹水肿。别有诸治，具在"鱼条"（二）中。散气，去关节烦热。令人心孔开，止小便数③。菉④、赤者并可食。暴痢后气满不能食，煮一顿，服之即愈。

止痢（三）。

煮赤小豆，取汁，停冷，洗（四），不过三四次即愈。

末赤小豆和鸡子白⑤，薄之，立差（五）。

杼茎，单煮，洗浴之（六）。

【校】

（一）《食疗本草》敦煌本引无"鱼"字。

（二）《食疗本草》敦煌本"鱼条"作"豆条"。

① 赤小豆：为豆科植物赤小豆或赤豆的种子。古籍名为红豆、小红绿豆、虮梅豆、红饭豆等。内含脂肪、蛋白质、碳水化合物、灰分、粗纤维、核黄素以及钙、磷、铁、硫胺素、尼克酸等多种营养成分。味甘、酸，性平。入心、小肠经。中医认为有清热解毒、消肿排脓、去心及小肠热、利小便、除湿肿、止消渴等作用。《本草纲目》曰："辟温疫，治产难，下胞衣，通乳汁。"广被民众日常食用。对心脏病、肾脏病患者有益。

② 和鲤鱼烂煮食之：详见"鲤鱼"条。现代临床有用赤小豆清炖鲤鱼治疗肝硬化腹水症者，对于消腹水有一定的疗效，可参考使用。

③ 止小便数：李时珍《本草纲目》云："赤小豆，其性下行，通乎小肠，能入阴分，治有形之病。故行津液，利小便，消胀除肿，止吐而治下痢肠癖。"

④ 菉（lù）：古通"绿"。

⑤ 赤小豆和鸡子白：指治疹疮。《药性论》云："赤小豆消热毒痈肿，散恶血不尽。烦满。治水肿皮肌胀满：捣薄涂痈肿上。主小儿急黄、烂疮：取汁令洗之。能令人美食。末与鸡子白调涂热毒痈肿。"

（三）《医心方》卷十一作"治下痢方：用赤小豆服"。下小字注曰："孟诜云：止痢。"今据补此条。

（四）此条据《医心方》疹疮方第十九引"孟诜《食经》云"补入。又《医心方》卷三"治中风隐疹疮方"引孟诜《食经》""风搔隐疹方"作"煮赤小豆取汁，停冷，洗之"。

（五）此条据《医心方》引"孟诜《食经》毒肿方"补入。

（六）此条据《医心方》卷三引"治中风隐疹疮方"第十九"孟诜《食经》云"补入。

杏核仁①

主热风头痛。又，烧令烟尽，去皮，以乱发裹之，咬于所患齿下，其痛便止。熏诸虫出，并去风（一）便差（二）。重者不过再服。

杏（三）热。面䵟②（四）者，取仁，去皮捣，和鸡子白，夜卧涂面，明早以暖清酒洗之。人患卒瘂③，取杏仁三分，去皮尖，熬（五），别杵桂一分，和（六）如泥，取李核大，绵裹含，细细咽之，日五，夜三（七）。

---

① 杏核仁：杏仁。又名木落子。为蔷薇科植物杏或山杏干燥的种子。有甜、苦之分，野生的一般均为苦的。杏仁含脂肪油、苦杏仁苷、蛋白质及各种游离氨基酸等成分。味苦，性温，有小毒。入肺、大肠经。有止咳平喘、润肠通便的作用。

② 䵟（gǎn）：面色枯焦黝黑。

③ 瘂（yǎ）：同"哑"。

谨按：心腹中结伏气①，杏仁、桔皮、桂心、诃梨勒皮②(八)为丸，空心服三十丸，无忌。又，烧令烟尽，研如泥，绵裹内女子阴中，治虫疽③。

主咳逆、上气(九)，金创，惊痫，心下烦，热风、头痛。

【校】

（一）《食疗本草》敦煌本"风"下有"皮"字。

（二）差，一本作"瘥"，同。

（三）此条据《嘉祐本草》引"孟诜云"补入。

（四）《食疗本草》敦煌本引"孟诜云""肝"作"皱"。

（五）《医心方》卷三引作孟诜《食经》治失音方"去皮熬"下有"捣作脂"一句。《食疗本草》敦煌本引作"去皮炙熬"。

（六）《医心方》卷三作"桂心末一分"。《食疗本草》敦煌本"和"下有"之"字。

（七）《医心方》卷三作"绵裹，少咽之，日五夜一"。

（八）《食疗本草》敦煌本"诃梨"下无"勒皮"二字。

---

① 心腹中结伏气：结气指邪气结聚于体内，引起心、腹疼痛、胀满、嗳（ǎi）气、食欲不振等病症。伏气指由于湿热伏于经络，引起下肢红肿疼痛、身体燥热。

② 诃梨勒皮：诃子皮。诃子又名诃梨、随风子，为使君子科植物诃子的果实。果实含诃子酸、鞣质、莽草酸、奎宁酸、果糖、葡萄糖、蔗糖、氨基酸等成分。味苦、酸、涩，性温。入肺、胃、大肠等经。有收敛止泻作用。

③ 治虫疽：可治疗外阴瘙痒症及阴道滴虫等症。

（九）此条据《医心方》卷三十补入。

李①（一）

［平］（二）。主［治］女人卒赤、白下（三），取李树东面皮②，去皱皮（四），炙令黄香，以水三升，煮汁去滓，服之。日再，［有］验（五）。

谨按：生（子）［李］（六）亦去骨节间劳热③，不可多食（七）。临水食（八），令人发痰疟④（九）。

又，牛李⑤，有毒。煮汁使浓，含之，治蜃齿⑥。脊骨有疳虫，可后灌此汁，更空腹服一盏（十）。

其子中仁⑦（十一）主鼓胀，研和面，作饼子，空腹食之，少顷当泻矣。

---

① 李：又名嘉庆子、御李子等，为蔷薇科植物李的果实。果肉中含有谷酰胺、天门冬素、甘氨酸、脯氨酸、苏氨酸、丙氨酸等成分。味甘、酸，性平。入肝、肾二经。李有清肝血热、生津止渴、开胃利水的作用。

② 李树东面皮：处方为李根白皮。古代取用以向东生者良。刮去皱皮，炙黄入药用。根皮又分甜、苦两种，均可入药。其味咸，性大寒，无毒。

③ 去骨节间劳热：《本草求真》曰："中有痼热不调、骨节间有痨热不治，得此酸苦性入，则热得酸则敛，得苦则降，而能使热悉去也。"

④ 痰疟：由于暑月贪食冷物，郁结成痰，伤及肝、脾二经不和，引起胸满胃胀、头疼目眩，甚则呕吐。

⑤ 牛李：一说为李的一种，性质与李同，核仁不入药。一说为鼠李子之古籍别名。

⑥ 蜃齿：虫牙。

⑦ 其子中仁：核仁内含多种黄酮苷酶，果核卵圆形，背面有狭沟，有润下的作用。

【校】

（一）此条据《嘉祐本草》引"孟诜云"补入。

（二）依《医心方》卷三十补"平"字。

（三）依《食疗本草》敦煌本补"治"字。又《食疗本草》敦煌本引《医心方》卷三十作"李：平。治卒赤白下"。

（四）《医心方》引作"去外皮"。

（五）《食疗本草》敦煌本作"有验"，于义明了，今据补。

（六）《医心方》作"生李"，是，今据改。

（七）《医心方》卷三十作"赤李，亦去关节间劳热，不可多食之"。

（八）《医心方》引两"食"下各有一"之"字。

（九）《本草纲目》引下有："诜曰：'不可和雀肉食，合蜜食，损五脏。'"

（十）《食疗本草》敦煌本引作"脊骨有痈虫，可灌此汁，更空服一盏"。

（十一）一本"仁"作"人"，同。

吴茱萸①

微温。主痢（一），止泻，厚肠胃。肥健人。不宜多食。

茱萸（二）主心痛、下气。除呕逆（三），脏冷（四）。又，皮②止齿痛（五）。又，患风瘙痒痛者，取茱萸一升、清酒五升，和煮至一升半，去滓，以汁暖洗（六）。中贼风③，口偏不能语者（七），取茱萸一升、清酒一升（八），和煮四五沸，冷服之半升，日三服（九），得少汗差（十）。

谨按：杀鬼疰气（十一）。又，开目者④不堪食（十二）。又，鱼骨在人腹中刺痛，煮一盏汁，服之止（十三）。又，骨在肉中不出者，嚼，封之，骨当烂出（十四）。脚气冲心⑤，可和生姜汁饮之，甚良（十五）。

又方（十六）：夫人冲冷风，欲行房，阴缩不怒者，可取二七粒，含之良久，咽下津液。并用唾涂玉茎头，即怒。

---

① 吴茱萸：古代茱萸入药，以出产在吴地者为佳，故名吴茱萸。古籍名为川姜、茶辣、辣子、吴椒、臭泡子、辟邪翁、曲药子、九日三宫等。为芸香科植物吴茱萸属。果实为蓇葖果，扁球形。紫红色，表面有粗大的腺点，形作五棱。味辛，性温，有小毒。药理分析含有生物碱（即吴萸碱、吴萸次碱）、挥发油、吴萸烯、吴萸内酯、苦味质等成分。有杀虫抑菌、理气散寒、活血解痉挛疼痛等作用。

② 皮：吴茱萸根的韧皮部。味辛、苦，性热。《药性论》曰："皮：能疗漆疮，主中恶，腹中刺痛，下痢不禁，治白虫。"

③ 中贼风：《神农本草经》曰："温中下气，止痛除湿，血痹，逐风邪。"所以能治中贼风、口偏不能语，即颜面神经麻痹症患者。

④ 开目者：药用吴茱萸为未成熟的吴茱萸果实，果实为蓇果、茶绿色。心、皮尚未分离。开目者，指已成熟的果实，紫红色，其气质不如未成熟时，故不入药用。

⑤ 脚气冲心：先有脚气症，又因火气逆上，引起头痛目眩、心悸怔忡、腹痛呕吐、短气欲绝等症。

【校】

（一）《食疗本草》敦煌本"主"作"治"。卷子本作"主治"。

（二）此条据《嘉祐本草》引"孟诜云"补入。

（三）卷子本作"除咳逆"。

（四）卷子本作"去脏中冷"。其下又有"能温脾气，消食"一句。

（五）卷子本作"又方，生树皮，上牙疼痛痒等，立止"。

（六）卷子本无"患风瘙痒痛者"句，"和煮"前有"二味"二字，下作"取半升，去滓，以汁微暖洗"。

（七）卷子本作"如中风、贼风"。语，《经史证类大观本草》作"言"。

（八）卷子本作"美酒四升"。

（九）卷子本作"日二服"。

（十）卷子本作"得小汗为差"。

（十一）卷子本作"杀鬼毒尤良"。

（十二）卷子本作"又，闭目者名榄子，不宜食"。

（十三）卷子本作"又方，食鱼骨在腹中痛，煮汁一盏，服之即止"。晤玄子张《食经》云："治鱼骨在腹中痛方：煮吴茱服一盏汁。"

（十四）卷子本作"又，鱼骨刺在肉中不出，及蛇骨者，以封其上，骨即烂出"。晤玄子张《食经》云："又，骨在肉中不出方：捣吴茱萸，封上即烂出。"

（十五）卷子本作"又，奔豚气冲心，兼脚气上者，可和生姜汁饮之，甚良"。

（十六）此条据卷子本补入，后九字卷子本原作双行小字。

牡蛎①（一）

火上炙，令沸，去壳食之，甚美。令人细肌肤，美颜色（二）。又，药家比（三）来取左顾（四）者。若食之，即不拣左右也。可长服之。海族之中，惟此物最贵，北人不识，不能表其味尔。

【校】

（一）此条据《嘉祐本草》引"孟诜云"补入。

（二）《医心方》卷三十引作"火上令沸，去壳食甚美。令人细润肌肤，美颜色"。

（三）《食疗本草》敦煌本"比"误作"北"。

（四）顾，《食疗本草》敦煌本作"观"。

---

① 牡蛎：又名蛎蛤、古贲（bì）、左顾牡蛎、海蛎子壳、左亮、生蚝等。其壳坚厚，味咸、涩，性凉。入肝、肾两经。其中含碳酸钙、硫酸钙、磷酸钙及氧化铁、镁、硅、有机质等成分。肉、壳、油都可入药。

牡鼠^① _(一)

主小儿痫疾^②。腹大贪食者 _(二)，可以黄泥裹，烧之，细拣去骨取肉，和五味汁作羹与食之 _(三)。勿令食着骨，甚瘦人。

又，取腊月新死者一枚，油一大升，煎之使烂，绞去滓，重煎成膏，涂冻疮及折破疮。

【校】

（一）此条据《嘉祐本草》引"孟诜云"补入。

（二）《名医别录》作"主小儿瘑疾、大腹"。据上下文作"瘑疾"较好。

（三）《本草纲目》作"和五味豉汁作羹与食之"。

---

① 牡鼠：俗称老鼠，又名首鼠、家鹿。为鼠科动物中黑家鼠、黄胸鼠、褐家鼠等常见鼠类的一种。《本草图经》曰："主骨蒸劳极，四肢羸瘦。杀虫。亦主小儿疳瘦。去其骨，以酒熬入药。"

② 小儿痫疾：传统医学认为小儿惊痫，多因邪热蕴积肝、胃两经。牡鼠味苦、咸，性寒，通走足厥阴肝经、足阳明胃经，兼走大肠经，可以清热行滞，故治疗小儿惊痫。

龟甲① （一）

温，味酸。主除瘟②、瘴气③，风痹④，身肿，踒折。

又，骨，带入山林中，令人不迷路。其食之法，一如鳖法也。其中黑色者，常噉蛇，不中食之。其壳亦不堪用。其甲能主女人漏下赤白、崩中；小儿囟⑤合，破症瘕、瘖疟⑥（二）；疗五痔；阴蚀；湿［痹］（瘅）（三）。女子阴隐疮及骨节中寒热，煮汁浴渍之，良。又，以前都用水中龟，不用噉蛇龟⑦。五月五日取头，干末服之，亦令人长远入山不迷。

又方，卜师处钻了者⑧（四），涂酥炙，细罗，酒下二钱，疗风疾。

---

① 龟甲：龟腹甲，又名龟版、元武版、炙坎版。古籍名为玄衣督邮、神屋、败将、漏天机、水马儿等，为龟科动物乌龟的甲壳。药用主要取其腹甲。龟甲含有脂肪、胶质及钙、盐等成分。其味咸、甘，性平。入肝、肾两经。有滋阴潜阳、补腰肾、健筋骨的作用。

② 瘟：急性传染病的总称。

③ 瘴气：高山丛林中湿热郁蒸之毒气。

④ 风痹：由于受风而引起的四肢麻木不仁、活动不利、肌肉疼痛、精神昏愦、头眩目暗等症。

⑤ 囟（xìn）：囟门，囟脑门，又叫"顶门"，指婴幼儿颅骨接合不紧所形成的骨间隙。有前囟、后囟之分。前囟门位于前顶，呈菱形，在出生后12～18个月时闭合，后囟门位于枕上，呈三角形，在出生后2～4个月时闭合。人们常说的"天窗"或"囟门"主要是指前囟门。

⑥ 瘖（jiē）疟：老疟发作无时名瘖疟。俗呼"妖疟"。

⑦ 用噉蛇龟：《本草纲目》曰："龟甲，古者上下甲皆用之，至《日华子本草》始用龟版，而后人遂主之矣。"

⑧ 卜师处钻了者：古代把龟版钻后用火烤，使它出现纵横不均的断裂纹，以此来占卜吉凶。此即占卜师用过之版片入药。

【校】

（一）《食疗本草》敦煌本作"地甲"。

（二）《本经》作"痎疟"，瘤疟即痎疟之别称。

（三）瘅，《本经》作"痹"，上文言"龟主除瘟、瘅气，风痹"，是为"痹"字。又，《四声本草》曰"主风脚弱"，是为痹症之一。《日华子本草》作"治血麻痹"，亦作"痹"字。考龟甲的功用专主滋阴补肾，《本经》曰："主漏不赤白，破症瘕、痎疟、五痔、阴蚀、湿痹、四肢重弱、小儿囟不合。"可证龟甲临床不用于治疗湿热两盛的黄疸湿瘅症，作"瘅"误，今据《本经》及《食疗本草》敦煌本改作"痹"字。

（四）《食疗本草》敦煌本引"食疗""了"字作"子"。

沙糖①（一）

主心热，口干。多食生长虫，消肌肉，损齿，发疳䘌②，不可长食之。

沙糖（二），多食令人心痛（三）。不与鲫鱼同食，成疳

---

① 沙糖：又称白砂糖。《唐本草》称石蜜，石蜜为乳糖，与此砂糖不同类。《本草纲目》曰："凝结作饼块如石者为石蜜；轻白如霜者为糖霜；坚白如冰者为冰糖；皆一物而有精粗之异也。"砂糖又名白糖、白霜糖，为禾本科植物甘蔗的茎汁，经精制而成的乳白色结晶体。有生津润肺、助脾气、解酒、和中调味的作用。

② 疳䘌：鼻疳，多因乳食不调、上焦壅滞、疳虫侵蚀所致。临床多见鼻红肿奇痒、生疮、有时连及口唇、身体发热、小儿多啼哭、头发枯焦、消瘦、咳嗽气喘、大便稀溏等症。多发于幼儿。

虫^①_(四)。又，不与葵^②同食，生流澼^③_(五)。又，不与笋同食，使笋不消，成症，身重不能行履耳_(六)。

【校】

（一）沙，《食疗本草》敦煌本作"砂"。卷子本作："沙糖，寒。功体与石蜜同也。多食令人心痛。养三虫，消肌肉，损牙齿，发疳蜃。不可多服之。"

（二）此条据《嘉祐本草》引"孟诜云"补入。

（三）《延寿类要》下有"小儿多食则损齿及生蛔虫"一句。

（四）卷子本"不"下有"可"字。《食疗本草》敦煌本引"疳"作"疸"。

（五）一本"癖"作"澼"。

（六）卷子本作"不可共笋食之，笋不消，成症病，心腹痛，重不能行履"。

陈仓米^④

炊作干饭_(一)食之，止痢，补中益气，坚筋骨，通血

---

① 疳虫：小儿多因脾胃虚弱、饮食失调造成疳积、长久不愈、腹内又生寄生虫，以致面黄肌瘦、毛发焦枯、大便稀溏、精神委顿等症。

② 葵：葵菜之属。

③ 流澼（pì）：体内积聚不舒，在经络部位窜痛。澼，同"癖"。

④ 陈仓米：又称仓粳米、陈米、小米、老米、红粟。为储存年久的粳米。味甘、淡，性平。入心、脾、胃三经。

脉，起阳道。又，毒肿、恶疮，久陈者蒸作饭，和酢封肿上，立差。卒心痛，研，取汁服之。北人炊之于瓮中，水浸令酸，食之，暖五脏六腑之气。

【校】

（一）《食疗本草》敦煌本"饭"作"饼"，下同。

鸡子①

治大人及小儿发热，可取卵三颗，白蜜一合，相和服之，立差。卵并不得和蒜食，令人短气。又，胞衣不出，生吞鸡子清一枚。治目赤痛②，除心下（一）伏热、烦满、咳逆。动心气，不宜多食（二）。

鸡子和葱食之，气短。鸡子白③共鳖同食，损人。鸡子共獭肉同食，成遁尸④注，药不能治（三）。

产后血不止（四），以鸡子三枚、醋半升、好酒二升，煎取一升，分为四服。如人行三二里，微缓进之。

---

① 鸡子：鸡蛋。味甘，性平，有丰富的营养成分。中医认为它有滋阴润燥、养血安胎、补中益气的功能。

② 治目赤痛：孟诜《必效方》治目暴赤热毒："蕤（ruí）仁一分（捣成膏）、吴黄连一分、鸡子白一枚，上三味，以绵裹二味内鸡子白中，渍一宿，涂眼四五度，厚则洗之。"

③ 鸡子白：鸡蛋清。含有必需的氨基酸。味甘，性凉。有润肺利咽、清热解毒的功用。

④ 遁（dùn）尸：流注的一种。是一种突然发作，以心腹胀满刺痛、喘急为主症的危重病症。

又，子（五），醋煮熟，空腹食之，治久赤白痢①。又，人热毒发，可取二颗鸡子白，和蜜一合，服之，差。

【校】

（一）"下"《政和经史证类本草》作"胸"。

（二）《嘉祐本草》引"孟诜曰"作"鸡子动风气，不可多食"。《本草纲目》引作："鼎曰：'勿多食，令人腹中有声，动风气。和葱、蒜食之气短。同韭子食成风痛。共鳖肉食损人。共獭肉食成遁尸。妊妇以鸡子鲤鱼同食，令儿生疮。同糯米食令儿生虫。'"

（三）此条《嘉祐本草》附在"黑雌鸡"下，今别出补入。

（四）此条《嘉祐本草》附在"黄雌鸡"下，今别出补入。

（五）此条《嘉祐本草》附在"黄雌鸡"下，今别出补入。

鸡②肉（一）

鸡具五色者，食之致狂。肉和鱼肉汁食之，成心瘕。六指玄鸡、白头家鸡及鸡死足爪不伸者，食并害人（二）。

鸡、兔同食，成泄痢。小儿五岁已下，未断乳者，勿与鸡肉食。

---

① 治久赤白痢：孟诜《必效方》有："鸡子饼治小儿一岁以上、二岁以下，赤白痢久不差：鸡子二枚（取白）、胡粉二钱、蜡一两。上三味，煞蜡消，下鸡子、胡粉，候成饼。平明空腹与吃，可三顿。"

② 鸡：又名烛夜。味甘，性温。入脾、胃两经。有补中益气、增精添髓的功能。

【校】

（一）此条原附在"鸡子"条下，今别出。鸡肉在此为总称，其他详见"黄雌鸡""黄雄鸡""乌雌鸡"等各条下。

（二）《本草纲目》引作"诜曰""他鸡有五色者、玄鸡白首者、六指者、四距者、死足不伸者，并不可食，害人"。

鸡苏①（一）

一名水苏。熟（二）捣生叶，绵裹，塞耳，疗聋。又，头风目眩者，以清酒煮汁一升服。产后中风，服之弥佳。可烧作灰汁及以（三）煮汁洗头，令发香，白［屑］（眉）（四）不生。又，收讫酿酒及渍酒，常服之佳。

【校】

（一）此条据《嘉祐本草》引"孟诜曰"补入。

（二）熟，《食疗本草》敦煌本作"热"。

（三）《食疗本草》敦煌本无"及以"二字。

（四）《食疗本草》敦煌本"眉"作"屑"，是。概指脱落的头皮。《证类本草》本板片破损，今据改。

---

① 鸡苏：沿用《吴普本草》名，《本经》原名水苏，又名芥蒩、香苏、龙脑薄荷、芥苴、陈痧草、水鸡苏等。为唇形科植物水苏的全草。味辛，微温，有疏风热、理气、止血、消炎的作用。

鸡头实①

鸡头作粉食之，甚妙，是（一）长生之药②。与小儿食，不能长大，故驻年耳（二）。生食动风冷气（三）。蒸之，于烈日晒之，其皮即开。亦可舂作粉（四）。

鸡头子（五）寒。主温，治风痹、腰脊强直、膝痛，补中焦，益精，强志意，耳目聪明。

【校】

（一）"妙"字，卷子本、《医心方》卷三十均作"好"。《医心方》"是"前有"此"字。

（二）卷子本作"与莲实同食，令小儿不长大，故知长服当亦驻年"。《医心方》卷三十作"与莲实合饵，令小儿不能长大，故知长食当驻其年耳"。

（三）卷子本作"动冷气"，《医心方》作"少动冷气"。

（四）卷子本作"可取蒸之，于烈日中曝之，其皮、壳自开。接去皮，取人食甚美。亦可候皮开，于臼中舂取末"。

---

① 鸡头实：芡实，又名卵菱、芰、鸡癰（yōng）、芛（wěi）子、鸿头、水流黄、苏黄、雁喙实等，为睡莲科植物芡的成熟种仁。果圆球状，子皮坚硬而脆、色黑，干后变成灰白色，中有仁，即鸡头实也。中含大量的淀粉、蛋白质、脂肪、灰分、核黄素、粗纤素、维生素C、碳水化合物、胡萝卜素及少量钙、磷、铁、尼克酸、硫胺素等成分。其味甘、微涩，性平。入脾、肾二经。有补脾固肾、利湿止泻的作用。

② 是长生之药：《本草经百种录》曰："鸡头实甘淡，得土之正味，乃脾肾之药也。脾恶湿而肾恶燥，鸡头实淡渗甘香，则不伤于湿。质粘味涩，而又滑泽肥润，则不伤于燥。凡脾肾之药，往往相反，而此则相成，故尤足贵也。"唐、宋、元以来食疗方书中多沿用之。平日以鸡头实、粳米做粥服之，主益精气、强意志、利耳目，颇有疗效。后来食品部门制成粉状，开水冲食，食用更普遍。

（五）此条据卷子本补入。

鸡肠草[①]

温。作菜食之益人。治一切恶疮，捣汁傅之。五月五日者验。

鸡肠草 (一) 温。作灰和盐，疗一切疮及风丹[②]，偏身如枣大，痒痛者，捣，封上，日五六易之。亦可生食，煮作菜食之，益人，去脂膏毒气。又，烧，傅疳䘌。亦疗小儿赤白痢，可取汁一合，和蜜服之，甚良。

【校】

（一）此条据《嘉祐本草》引"孟诜曰"补入。

---

① 鸡肠草：《唐本草余》注云："此草即蘩蒌是也。""蘩蒌"条下云："此草即是鸡肠也。"俱非正经所出而二处说异。多生湿地坑渠之侧，流俗通谓鸡肠，雅士总名蘩蒌。受琚案：孟诜《食疗本草》蘩蒌条下云："或云蘋（fán）蒌即藤也，又恐白软草是。"未言蘩蒌即鸡肠草也。《本草纲目》曰："蘩蒌即鹅肠，非鸡肠也。下湿地极多，正月生苗，叶大如指头，细茎引蔓，断之中空，有一缕如丝，作蔬甘脆。三月以后渐老，开细办白花，结小实，大如稗粒，中有细子，如葶苈子。吴瑞《本草》谓黄花者为繁缕，白花者为鸡肠，亦不然，二物盖相似，但鹅肠味甘，茎空有缕，花白色；鸡肠味微苦，咀之涩滑，茎中无缕，色微紫，花亦紫色，以此为别。苏恭不识，疑为一物，误矣。"鸡肠草，别名附地菜、地胡椒，为紫草科植物附地菜的全草。一年生草本，多生长于路旁。其味辛、苦，性凉。《名医别录》曰："主毒肿，止小便利。"

② 风丹：此症由脾、肺热邪夹湿、夹风而成，多生于腿膝、两肋上。初起白斑，渐渐隆起，破后流黄水，湿烂多痛。

驴皮①（一）

覆患疟人良。又，和毛煎，令作胶②，治一切风毒骨节痛，呻吟不止者，消和酒服，良。

【校】

（一）此条据《嘉祐本草》引"孟诜曰"补入。

驴肉③（一）

主风狂、忧愁不乐，能安心气（二）。

【校】

（一）此条据《嘉祐本草》引"孟诜曰"补入。

（二）《本草纲目》下有"同五味煮食或以冷作粥食"句。

驴脂④（一）

生脂，和生椒熟捣，绵裹，塞耳中，治积年耳聋。狂癫

---

① 驴皮：驴皮本身很少入药，多加工制成驴皮胶，又名傅致胶、盆覆胶，处方及通俗名为阿胶，是妇科良药。阿胶表面棕黑色或乌黑色，平滑有光泽，质地坚脆易碎，入药以色乌黑、透明、有光亮、无腥臭气、经夏不软者为佳。阿胶味甘，性平。入肺、肝、肾经。有滋阴补血、益气安神、添精固肾、强坚筋骨的作用。

② 作胶：《本草经疏》曰："阿胶，主女子下血、腹内崩、劳极洒洒如疟状、腰腹痛、四肢酸疼、胎不安及丈夫少腹痛、虚劳羸瘦、阴气不足、脚酸不能久立等症，皆由于精血虚、肝肾不足，法当补肝益血。"

③ 驴肉：驴俗称毛驴，又名漠䮫。驴肉味甘、酸，性平。《千金食治》亦同此引文。《日华子本草》曰："解心烦，止风狂，酿酒治一切风。"煮食有补血益气、健壮身体的作用。

④ 驴脂：又名驴膏。张文仲用以治疗咳嗽、上气哮喘。驴脂外敷治恶疮、疥癣；和盐涂，可疗身体手足风肿、目中息肉。

不能语、不识人者，和酒服三升，良。

脂和乌梅为丸，治多年疟，未发时服三十丸。

【校】

（一）此条据《嘉祐本草》引"孟诜云"补入。

驴骨①（一）

煮作汤，浴渍身，治历节风。

【校】

（一）此条据《嘉祐本草》引"孟诜云"补入。

驴头②（一）

头㷀③去毛，煮汁以渍曲酝酒，去大风（二）。 煮头汁，令服三二升，治多年消渴，无不差者。

【校】

（一）此条据《嘉祐本草》引"孟诜云"补入。

（二）"去大风"下《本草纲目》有"动摇不伏者"一句。

---

① 驴骨：《本草纲目》曰："牝驴骨，煮汁服，治多年消渴。"

② 驴头：《千金食治》曰："头烧却毛，煮取汁，以浸曲酿酒，甚治大风动摇不休者。"《伤寒类要》治黄疸，把驴头煮熟，以姜、韭啖之，随意饮汁。驴头骨烧灰和油涂，可治小儿解颅。

③ 㷀（xún）：这里是指用火燎去毛。

驴毛①（一）

头中一切风，以毛一斤，炒令黄，投一斗酒中，渍三日，空心细细饮，使醉，衣覆卧取汗。明日更依前服。忌陈仓米、麦面等。

【校】

（一）此条据《嘉祐本草》引"孟诜云"补入。

驴乳②

卒心痛绞结（一）连腰脐者，取驴乳三升，热服之差（二）。

【校】

（一）《食疗本草》敦煌本引"绞结"作"纹结"。

（二）《食疗本草》敦煌本"差"作"瘥"，下同。

---

① 驴毛：入药多取背前交脊上会中处的毛。

② 驴乳：味甘，寒。内含水分、酪蛋白、清蛋白、乳糖、灰分、脂肪等成分。有清热镇惊、利湿止渴的作用。

八画

青鱼①

主(一)脚气烦闷。

又，和韭白煮食之，治脚气、脚弱、烦闷。益心力也(二)。

又，头中有枕②(三)，取之蒸，令气通，曝干，状如琥珀。此物疗卒心痛、平水气。以水研，服之，良。

又，胆③(四)、眼睛④益人眼，取汁注目中，主目暗(五)。亦涂热疮，良(六)。

【校】

（一）《食疗本草》敦煌本"主"作"治"。

（二）《本草纲目》引此条注曰"张鼎增补"。

（三）《食疗本草》敦煌本"枕"下有"骨"字。

（四）《食疗本草》敦煌本"胆"下有"及"字。

（五）《食疗本草》敦煌本"目暗"作"主翳开"。

（六）《食疗本草》敦煌本无"良"字。

---

① 青鱼：又名鲭。含有蛋白质、脂肪、钙、磷、铁、核黄素等营养成分。味甘，性平。崔禹锡《食经》曰："主血利，补中，安肾气。"其有益气力、滋阴平肝、逐水除湿、治痢截疟的作用。

② 头中有枕：青鱼头中的枕骨。《日华子本草》曰："用醋磨，治水气，血气心痛。"

③ 胆：又名鲭鱼胆、鳢（16u）鱼胆。味苦，性寒。入肝、肾二经。有清热明目、除障翳、喉痹、热疮等功用。为喉科、眼科之要药。青鱼胆的药理作用正如黄宫绣《本草求真》论曰："青鱼胆色青入肝，开窍于目，故胆有点目治鲠之功。"

④ 眼睛：青鱼眼睛汁水点目，有明目之功。

青蘘①

生杵汁，沐头发良②。牛伤热，亦（一）灌之，立愈（二）。

【校】

（一）《食疗本草》敦煌本无"亦"字。

（二）《食疗本草》敦煌本下有"胡麻油功同上"一句。又，《食疗本草》敦煌本引胡麻条作"润五脏，主火灼，山田种为四稜，土地有异，功力同。休粮人重之，填骨髓，补虚气。青蘘同上"。

青小豆③（一）

寒。疗热中，消渴，止痢，下胀满。

【校】

（一）此条据《医心方》卷三十五引"孟诜云"补入。

---

① 青蘘（ráng）：又名巨胜苗、蔓、梦神、胡麻苗。为胡麻科植物脂麻的叶。叶中含有胶质，加水稀释，可以形成黏浆剂。其味甘，性寒、滑。《本经》曰："主五脏邪气、风寒湿痹，益气，补脑髓，坚筋骨。久服耳目聪明。"《本草纲目》曰："祛风，解毒，润肠。"

② 沐头发良：《日华子本草》曰："作汤沐头，去风润发，滑皮肤，益血色。"

③ 青小豆：一说为豌豆。豌豆，又名䇷（bī）豆、寒豆、毕豆、麻累。味甘，性平。《千金食治》云："味甘、咸，温、平、濇（sè），无毒。主寒热，热中，消渴，止泄利，利小便，除吐逆，卒澼，下腹胀满。一名麻累，一名胡豆。黄帝云：青小豆合鲤鱼鲊食之，令人肝至五年成干痟（xiāo）病。"一说为绿豆，见《太平圣惠方》。

青粱米①（一）

以纯苦酒一斗渍之，三日出，百蒸百曝，好裹藏之。远行一飡（二），十日不饥。重飡，四百九十日不饥。

又方，以米一斗，赤石脂②三（三）斤，合（四），以水渍之，令足相淹。置于暖处一（五）三日，上清白衣（六），捣为丸，如李大（七），日服三丸，不饥。

谨按（八）：《灵宝五符经》中白鲜米九蒸九曝，作辟谷粮。此文用青粱米，未见有别出处。其米微寒，常作饭（九）食之，涩于黄、白米（十），体性相似。

【校】

（一）此条据《嘉祐本草》引"孟诜云"补入。

（二）飡，通"餐"。

（三）《食疗本草》敦煌本"三"作"二"。

（四）《食疗本草》敦煌本无"合"字。

（五）《食疗本草》敦煌本无"于"字，"一"作"二"。

（六）《食疗本草》敦煌本作"上有清白衣"，一本"清"作"青"。

（七）《食疗本草》敦煌本作"如李子大"。

---

① 青粱米：为禾本科植物粟的一种青粱的种仁。《日用本草》曰："粱米，即今小米，所谓黍稻粱也。"《本草纲目》曰："青粱米，今粟中有大而青黑者是也，其谷芒多米少，其性最凉，而宜病人。"青粱米味甘，性微寒，有补中益气，可治消渴、脾胃虚弱、产后体虚、烦热及下痢等诸种病症。

② 赤石脂：俗称红土。古名赤符、红高岭。味甘、涩，性温。入脾、胃、大肠经。本方用赤石脂，盖取其可以补心血、生肌肉、厚肠胃、固脱等作用。

（八）受琚案：据上下行文，此"谨按"以下数语，疑为"臣禹锡"等人的按语，非孟诜原文。

（九）《食疗本草》敦煌本"饭"作"饼"。

（十）《食疗本草》敦煌本"涩"作"温"。一本作"涩于黄，如白米"。

林檎①

温。主谷痢、泄精。东行根②治白虫、蚘虫；消渴(一)；好睡(二)。不可多食。

又，林檎味苦、涩，平，无毒。食之闭百脉③(三)。

【校】

（一）《嘉祐本草》引"孟诜云"作"主止消渴"。

（二）《千金方·食治篇》"睡"作"唾"，《本草纲目》亦同。

（三）《延寿类要》"脉"作"病"，《千金方·食治篇》作"令人百脉弱"。

---

① 林檎（qín）：又名来禽、文林果、朱柰（nài）、五色柰、蜜果、联珠果等，俗称花红、沙果。为蔷薇科植物林檎的果实。果实含叶酸。其味酸、甘，性平。入心、肝、肺三经。有止渴、除烦、涩精、化滞的作用。

② 东行根：向东边伸延的林檎树根。

③ 闭百脉：《开宝本草》曰："不可多食，发热涩气，令人好睡，发冷痰，生疮疖，脉闭不行。"

枇杷①

枇杷（一）温，利五脏。久食亦发热黄②。子③食之，润肺热，上膲（若）［苦］（二）。和热炙肉及热面食之，令人患热毒黄病（三）。

【校】

（一）此条据《嘉祐本草》引"孟诜云"补入。

（二）《延寿类要》引"子"作"果子"。《食疗本草》敦煌本下作"润肺热、上焦苦"，《延寿类要》同。"若"作"苦"，是，今据改。

（三）《医心方》卷三十作"枇杷子，不可合食炙肉热面，令人发黄"。《延寿类要》"黄病"作"黄疸"。

① 枇杷：枇杷果。味甘、酸，性凉。果实含水分、碳水化合物、还原糖、戊聚糖、粗纤维。果肉含丰富的糖、蛋白质、脂肪、果胶、纤维素、维生素C等营养成分。入脾、肝、肺等经，有润肺止渴、降痰下气、止呕逆等功用。

② 久食亦发热黄：《随息居饮食谱》曰："多食助湿生痰。"《本经逢原》曰："带生味酸，力能助肝伐脾，食之令人中满泄泻。"

③ 子：枇杷的种子，含苦杏仁苷、氨基酸、蜡醇、脂肪酸、淀粉和游离的氢氰酸。其味苦，性平。入肾经。有化痰止咳、疏肝理气、消水肿、利关节、治疝气、瘰（luǒ）疬（11）的作用。

枇杷叶①

卒呕哕②(一)不止，不欲食。

又(二)，煮汁饮之止渴。偏(三)理肺③及肺风疮，胸面上疮(四)。

【校】

（一）《食疗本草》敦煌本"哕"作"吐"。

（二）又，《食疗本草》敦煌本作"可"。

（三）《食疗本草》敦煌本无"偏"字。

（四）《本草纲目》作："煮汁饮，主渴疾，治肺气热嗽及肺风疮、胸面上疮。"

苦芺④

微寒。生食治漆疮。五月五日采，暴干作灰，傅面目(一)，通身漆疮。不堪(二)多食尔。

---

① 枇杷叶：味苦，性凉。入肺、胃二经。有降气化痰、清肺热、和胃、止咳、止血、止呕逆的作用。

② 卒呕哕：《本草经疏》曰："枇杷叶性凉，善下气，气下则火不上升，而胃自安，故卒哕止也。"

③ 理肺：《本草纲目》曰："枇杷叶治肺胃之病，大都取其下气之功耳。气下则火降痰顺，而逆者不逆，呕者不呕，渴者不渴，咳者不咳矣。"

④ 苦芺（ǎo）：为菊科植物中国蓟的全株。又名钩芺、苦板、小蓟等。为多年生草本。茎直立，有分枝，茎上有蛛丝状白色细柔毛。叶互生，椭圆状披针形。叶缘有长短不等的刺，叶呈绿色，下面亦有蛛丝状白毛。花序头状顶生，花冠紫红色。瘦果长椭圆形。一般秋季采收。味甘、苦，性凉。有清热凉血、活血、解毒消肿的作用。

【校】

（一）《食疗本草》敦煌本作"可傅面目"。

（二）《食疗本草》敦煌本"不堪"前有"唯"字。

苦荬①

冷，无毒。治面目黄，强力，止困。傅蛇虫咬。

又，汁傅疗肿，即根出。蚕蛾出时，切不可取，拗令蛾子青烂。蚕妇亦忌食（一）。

野苦荬五六回拗后，味甘，滑，于家苦荬，甚佳。

【校】

（一）此条据《嘉祐本草》新补入，其曰："见孟诜、陈藏器、陈士良、日华子。"此抄入，不作细分。《食疗本草》敦煌本引末句作"蚕妇亦忌"。

苦瓠②（一）

冷。主（二）消渴、恶疮（三）。

又，患脚气及虚胀、冷气人，不可食之。［食之］尤甚（四）。

---

① 苦荬：苦荬菜，民间有称盘儿草者。为菊科植物苦荬菜的全草。我国大部分地区的山坡、路旁均有生长。味苦，性凉。有清热、解毒、消肿的作用。同科植物苦菜，即菊科植物苦苣菜的全草，味苦，性寒。入心、胃、大肠经。亦有清热、解毒、凉血的功能。据现代药理分析，含抗肿瘤成分。与苦荬主治大同小异。可参用。

② 苦瓠（hù）：又名苦匏（páo）、蒲卢、约壶、苦壶卢、小葫芦等。为葫芦科植物苦葫芦的果实。俗称葫芦。味苦，性寒。有利水消肿的作用。

又，压热，服丹石人，方可食，余人不可多食(五)。

【校】

（一）此条据《嘉祐本草》引"孟诜云"补入。

（二）卷子本"主"下有"治"字，《食疗本草》敦煌本下有"有"字。

（三）卷子本"恶疮"前有"患"字。

（四）卷子本作"患脚气虚肿者，不得食之，食之加甚"。《食疗本草》敦煌本作"食之尤甚"，今据补"食之"两字，于文义明了。

（五）卷子本下作"案《经》：治热风及服丹石人，始可食之。除此，一切人不可食之。患冷气人食之，加甚。又发痼疾"。

苦荼①

茗叶利大肠、去热、解痰。煮取汁，用煮粥，良。

---

① 苦荼：茶叶。又名茗、槚（jiǎ）、荈（shè）、腊茶、酪奴等。为山茶科植物茶的芽叶。其味苦、咸、微酸，性凉。入心、肺、胃经。茶叶含嘌呤类生物碱，主要以咖啡碱为主。另含有茶碱、鞣质、挥发油、皂苷、苷元、维生素C及少量胡萝卜素、二氢麦角甾醇、山奈酚等成分。药理作用证明其含有的咖啡碱，具有兴奋中枢神经系统、循环系统的作用，能促进血液流通、强心利尿、增强精力。茶叶中含有的碘化物及氟化物，能促进毛发骨骼、牙齿、骨髓的再生，并能洁齿防龋、防治甲状腺机能亢进等症。茶叶中含有的维生素C能促使脂肪酸化、降低胆固醇和血脂的含量。茶叶中芳香族类成分能溶解脂肪、去腻消食、减肥健美。中医认为茶叶有清心神、凉肝胆、肃肺胃、除烦渴、消食积、除痰涎、止疟痢、利尿、解毒的作用，所以，广泛应用于大众日常生活中。

又，茶主下气，除好睡（一），消宿食。当日成者良。蒸、捣经宿用。陈故者，即动风发气。市人有用槐、柳初生嫩（二）芽叶杂之。

【校】

（一）《食疗本草》敦煌本引"食疗云"作"除暴肿"。

（二）《食疗本草》敦煌本引"嫩"作"枝"。

苜蓿①（一）

彼处人采根作土黄耆也。

又，安中、利五脏。煮和酱食之，作羹亦得。

患疸黄人（二），取根生捣，绞汁，服之良。又，利五脏，轻身。洗去脾胃间邪气（三），诸恶热毒。少食好，多食当冷气入筋中，即瘦人。亦能轻身健人，更无诸益。

【校】

（一）《本草纲目》下有"诜曰：凉"诸字。

（二）此条据《嘉祐本草》引"孟诜云"补入。

（三）《本草纲目》下有"通小肠"三字。

---

① 苜蓿：又名木粟、怀风、光风、金花菜、黄花菜、连枝草等。为豆科植物紫苜蓿或南苜蓿全草。味苦，性平。现代药理证明有治尿酸性膀胱结石的作用，还可以利尿、治浮肿。苜蓿根味苦，性寒。又名土黄芪。现代药物证明可治尿路结石、夜盲症等。

茄子^①

平。主寒热，五脏劳 (一)。不可多食，动气，亦发痼疾 (二)。熟者少食之无畏。患冷人不可食。

落苏 (三) 醋摩之，傅肿毒。

【校】

（一）《嘉祐本草》引"孟诜云"作"瘢"。

（二）《经史证类大观本草》引下有"发痼疾"三字。

（三）此条据《嘉祐本草》引"孟诜云"补入。

茄子根^②

主冻脚疮，煮汤浸之。

---

① 茄子：又名落苏、酪酥、昆仑瓜、草鳖甲、东风草等。为茄科植物茄的果实。味甘，性凉。入脾、胃、大肠经。有清热活血、解毒消肿、止痛的作用。现代生药分析，茄子含有多种营养成分，尤以维生素P含量最高，它能促使毛细血管保持正常的生理机制，降低毛细血管的通透性和脆性，防止毛细血管出血，加强细胞间的黏着力，从而具有防治坏血病、出血不止、高血压、动脉硬化及脑出血等病症的作用。此外，茄子含多量的维生素B_1，能增强神经、脑细胞的作用，对增强记忆、恢复大脑疲劳等有一定效果。茄子外用，可治老烂脚、皮肤溃疡、乳腺炎、疔疮痈疽等外科疾患。

② 茄子根：又名茄母。味甘、辛，性寒。《开宝本草》曰："主冻疮。"《滇南本草》曰："行肝气，洗皮肤瘙痒之风，游走引风，祛妇人下阴湿痒、阴浊疮。根、叶蒸热治瘫痪。"

凫茨^①（一）

冷。下丹石，消风毒，除胸中实热气。可作粉食，明耳目、止渴、消疸黄。若先有冷气，不可食，令人腹胀气满。小儿秋食，脐下当痛（二）。

【校】

（一）此条据《嘉祐本草》引"孟诜云"补入，唯其附于"茨菰"条下。受琚案：《本草纲目》曰："乌芋（即凫茨）、慈姑原是二物，慈姑有叶，其根散生；乌芋有茎无叶，其根下生；气味不同，主治亦异。"而《名医别录》误以慈姑为乌芋，谓其叶如芋。陶、苏二氏因凫茨、慈姑字音相近，遂致混注，而诸家说者因之不明。今正其误。今据李时珍所考，将凫茨另出一条。

（二）《本草纲目》作："小儿秋月食多，脐下结痛也。"

软枣^②（一）

温。多食动风，发冷风，并咳嗽（二）。

---

① 凫（fú）茨（cí）：荸荠。又名水芋、乌芋、马蹄。为莎草科植物荸荠的球茎。黑褐色，地下匍匐生长，茎末端膨大呈扁圆形球状。质脆，内部白色，含有白色乳汁。其成分有淀粉、蛋白质、脂肪、灰分等。其中还含一种不耐热的抗菌成分荸荠英，对大肠杆菌、产气杆菌、金黄色葡萄球菌均有抑制作用。生食有清心降火、补肺凉肝、消食化痰、破积滞、利脓血、除肿胀等作用。

② 软枣：古籍名小柿、椑（yīng）枣、牛奶柿、丁香柿、红兰枣等，为柿科植物君迁子的果实，其形似枣而软也。孙思邈《千金食治》曰："椑枣，味苦，冷，涩，无毒。多食动宿病，益冷气，发咳嗽。"

【校】

（一）软枣：软，古作"奬"，或"梗"。

（二）《延寿类要》引无"风"字，卷子本作"令人病冷气，发咳嗽"。

郁李仁①

气结者，酒服仁四十九粒，更_{（一）}泻尤良。

又，破癖气，能下四肢水②。

【校】

（一）《食疗本草》敦煌本"更"作"致"。

昆布③

下气。久服瘦人。无此疾者，不可食。海岛之人爱食，

---

① 郁李仁：为蔷薇科植物郁李、欧李或长梗郁李的种子。仁内含脂肪油、苦杏仁苷、皂苷、植物甾醇、维生素B₁及挥发性有机酸、纤维素、淀粉、油酸、粗蛋白质等成分。其味苦、辛、微酸、甘，性平。入脾、大肠、小肠经。有下气利水、滑肠、润燥的功能。

② 能下四肢水：《本草经疏》曰："郁李仁主大腹水肿、面目四肢浮肿者，《经》曰：诸湿肿满，皆属脾土。又曰：诸腹胀大，皆属于热。脾虚而湿热客之，则小肠不利，水气泛溢于面目四肢，辛苦能润热结，降下善导癃（lóng）闭，小便利则水气悉从之而出矣。"但是郁李仁性专攻下，最善通导大肠燥结，利周身水气，大下后又使人体内津液亏损，反而燥结愈甚，故体虚液少者忌服。郁李仁只可作为救急之药，不可长期服用。

③ 昆布：又名纶布，为海带科植物海带或翅藻科植物昆布、裙带菜的叶状体。含有甘露醇、藻胶酸、粗蛋白、灰分、钾、碘等成分。味咸，性寒。有行水消肿、软坚下气、除瘰疬瘿（yīng）瘤的作用。

为无好菜，只食此物。服久，病亦不生。遂传说其功于北人，北人食之，病皆生，是水土不宜尔。

食之(一)，起男子阴。恒食，消男子癫①。

脂玄子张云：瘦人不可食之(二)。

【校】

（一）此条据《食疗本草》敦煌本引"孟诜曰"所引补入。

（二）此条据《食疗本草》敦煌本所引补入。

虎肉②

正月勿食虎肉。

肉食之入山，虎见有畏。辟三十六种精魅(一)。

【校】

（一）此条据《嘉祐本草》引"孟诜云"补入。

虎胆

主小儿疳痢、惊神不安。研，水服之(一)。

【校】

（一）此条据《嘉祐本草》引"孟诜云"补入。

---

① 癫（tuí）：阴病。《玉楸药解》曰："清热利水，治气臌胀、瘰疬瘿瘤、癫疝恶疮，与海藻、海带同功。"

② 虎肉：味甘、酸，性温。有补脾胃、益气力、壮筋骨的作用。现行国家法律法规规定禁止食用。

虎骨①

主腰膝急疼，煮作汤浴之，或和醋浸亦良。主筋骨风急痛，胫骨尤妙（一）。

又，小儿初生，取骨煎汤浴，其孩子长大无病。

又，和通草②煮汁，空腹服半，（外）［升］（二）覆盖卧（三），少时汗即出，治筋骨节急痛。切忌热食，损齿。小儿齿生未足，不可与食，恐齿不生。

【校】

（一）《嘉祐本草》引"孟诜云"作"骨煮汤浴，去骨节风毒"。

（二）《食疗本草》敦煌本"外"作"升"，是，今据改。

（三）《食疗本草》敦煌本引作"盖覆卧"。

虎膏③（一）

内下部，治五痔下血。

【校】

（一）此条据《嘉祐本草》引"孟诜云"补入。

---

① 虎骨：味辛，性温。入肝、肾经。有镇惊、定痛、健骨的作用。《玉楸药解》曰："疗关节气冷，治膝胫肿痛，逐痹通关，强筋健骨，平历节肿痛，愈腰膝痿软。"

② 通草：木通的古籍名。详见"木通"条。

③ 虎膏：又名虎油、虎脂。可治疗反胃，外涂可治头疮白秃、大麻疯；纳入阴部，治五痔下血。

虎眼睛①（一）

主疟病，辟恶，小儿热惊悸。

【校】

（一）此条据《嘉祐本草》引"孟诜云"补入。

罗勒②（一）

味辛，温，微毒。调中消食，去恶气，消水气，宜生食。

又，疗齿根烂疮，为灰用甚良。不可过多食，壅关节，涩荣卫，令血脉不行③。

又，动风发脚气。患㿏，取汁服半合，定。冬月用干者煮之。

子④主目翳及物入目，三五颗致目中，少顷当湿胀，与物俱出。又，疗风赤眵⑤泪。

根主小儿黄烂疮，烧灰傅之佳。北人呼为"兰香"。为

---

① 虎眼睛：有镇惊、明目及治惊悸、目翳、癫痫的作用。

② 罗勒：又名香菜、翳子草、九层塔、苏薄荷、省头草等。为唇形科植物罗勒的全草。气味芳香，并有清凉感。味辛，性温。有疏风行气、消食除胀、活血化湿、解毒的作用。

③ 令血脉不行：罗天益云："兰香味辛气温，能和血润燥，而掌禹锡言多食涩营卫，血脉不行，何耶？又东垣李氏治牙疼口臭，神功丸中用兰香，此但取其去恶气而已。故《饮膳正要》与诸菜同食，味辛香，能辟腥气，皆此意也。"

④ 子：罗勒子，又名兰香子、光明子。味甘、辛，性凉。主治目昏浮翳、拳毛倒睫、多眵及口腔臭、齿黑、走马牙疳等炎症。

⑤ 眵（chī）：俗称"眼屎"。

石勒讳①也（二）。

【校】

（一）此条《嘉祐本草》作"新补见孟诜、陈藏器、萧炳、陈士良、日华子"。今全录入。

（二）此下有夹行注曰："此有三种：一种堪作生菜；一种叶大，二十步内闻香；一种似紫苏叶。"

穬麦②

主轻身，补中，不动疾。

乳腐③（一）

微寒。润五脏，利大、小便，益十二经脉。微动气。

【校】

（一）此条《嘉祐本草》作"新补，见孟诜及萧炳"，今删去萧炳文，补入。

---

① 为石勒讳：《邺中记》云："石虎讳言勒，故改罗勒为香菜。"

② 穬（kuàng）麦：又名草麦，为禾本科植物裸麦的颖果。味微咸，性温。有消食、和胃气及止呕吐、腹泻的功能。

③ 乳腐：又名乳饼，俗称奶豆腐。通常以牛乳之乳腐为佳。民间制法为：牛乳一升，细布慢滤，入釜煎沸，水解之。再用醋点，渐渐结块，再漉出，以帛裹，用石压之，收入藏于盐瓮底中，即做成了乳腐。其味甘，性微寒。有滋润五脏、益十二经脉、通利大小便的功能。

乳柑子①

寒。堪食之。其皮②不任药用(一)。食多，令人肺燥，冷中，发痃癖③(二)。

【校】

(一)《医心方》卷三十"寒"作"性寒"，无"其"字。下有"初未霜时亦酸，乃得霜后，方甜美，故名之曰甘子。和肠胃气毒，下丹石渴"。

(二)《医心方》卷三十"发痃癖"作"发流癖病也"。

狐肉④

温有小毒。主疮疥，补虚损及女子阴痒绝产，小儿［阴］㿗⑤卵肿(一)，煮炙任食之，良。五脏邪气，服之便差。空心服之佳。

其狐魅状(二)候；或叉手有礼见人；或于静处独语；或裸形见人；或祇揖无度；或多语；或紧含口，叉手坐，礼度过常，尿屎乱放。此之谓也，如马疫亦同，灌鼻中便差。

---

① 乳柑子：为芸香科植物瓯柑的成熟果实。又名真柑、春橘。味甘、酸，性凉。有生津、止渴、利尿、解酒的功用。

② 皮：药用名为广陈皮、新会皮、陈皮。味辛、甘，性寒。有调中下气、化痰解酒和理气、除烦满、消食调中的作用，还可治产后肌肿，但不宜多食。

③ 痃（xuán）癖：病名。脐腹偏侧或胁肋部时有筋脉攻撑急痛的病症。

④ 狐肉：味甘，性温。有补虚暖中、镇惊止痫、解疮毒疥肿的作用。现行国家法律法规规定禁止食用。

⑤ 㿗（tuí）：同"癀"。阴病。

狐补虚（三），煮炙食之。

又，主五脏邪气，患蛊毒寒热（四），宜多服之。

【校】

（一）《名医别录》曰："小儿阴㿉卵肿"，于文义明了。㿗即㿉，又"阴"是，今据补。

（二）状，《食疗本草》敦煌本作"伏"。

（三）此条据《嘉祐本草》引"孟诜云"补入。

（四）《食疗本草》敦煌本引"孟诜云""寒热"后有一"煮"字。

狐头①

烧，辟邪。

狐肠肚

微寒。患疮疥久不差，作羹臛食（一）之。小儿惊痫及大人见鬼，亦作羹臛食之，良。

【校】

（一）《食疗本草》敦煌本"食"作"服"，下同。

---

① 狐头：浸酒内服，可治头晕目眩，瘰疬；烧存性研末调敷亦可治瘰疬疥疮。

狗肉①

温。主五脏(一)，补七伤五劳，填骨髓。大补，益气力，空腹食之。黄色牡(二)者上，白黑色者次。女人妊娠勿食。

犬伤人，杵生杏仁封之②，差。比来(三)去血食之，却不益人也。肥者血亦香美，即何要去血？去血之后，都无效矣。犬自死，舌不出者，食之害人。九月勿食犬肉，伤神。

犬肉(四)益阳事、补血脉、厚肠胃、实下焦、填精髓。不可炙食，恐成消渴。但和五味煮，空腹食之。不与蒜同食，必顿损人。若去血则力少，不益人。瘦者多是病，不堪食。

【校】

（一）《食疗本草》敦煌本引作"主暖五脏"。

（二）牡，《经史证类大观本草》作"壮"。

（三）《食疗本草》敦煌本引无"比来"二字。

（四）此条据《嘉祐本草》引补入。

---

① 狗肉：味咸，性温。入脾、胃、肾诸经。有补中益气、厚肠胃、温肾壮阳、暖腰膝、填精髓、实下焦的功能，主治胸腹胀满、脾肾气虚、腰膝软弱、周身浮肿、疮溃久不收敛等症。但热病后忌食之。

② 犬伤人，杵生杏仁封之：《本草备要》曰："畏杏仁，恶蒜。"《本经逢原》曰："凡食犬肉不消、心下坚或腹胀口干大渴、心急发热妄语如狂或洞下泄，以杏仁一升，合皮熟研，沸汤三升和取汁，分三服，利下大验。"可参酌。

狗胆①

上伏日采胆，以酒调服之。明目②，去眼中脓水。又，主恶疮痂痒，以胆汁傅之止。胆傅恶疮，能破血。有中伤因损者，热酒调半个服，瘀血尽下。

胆（一）去肠中脓水③。又，白犬胆和通草、桂为丸，服，令人隐形。青犬尤妙④。

【校】

（一）此条据《嘉祐本草》引"孟诜云"补入。

狗血⑤

犬血（一）益阳事、补血脉、厚肠胃、实下焦、填精髓。不可炙食，恐成消渴。但和五味煮，空腹食之。不与蒜同食，必顿损人。若去血，则力少，不益人。瘦者多是病，不堪食。

【校】

（一）此条据《嘉祐本草》引"孟诜云"补入。

---

① 狗胆：味苦，性寒。入足少阳胆、足厥阴肝经。有止血消肿、清肝明目、痞块疳积、跌扑损伤的功效。

② 明目：《太平圣惠方》治眼痒急赤涩："用犬胆汁，注目中即愈。"

③ 去肠中脓水：《太平圣惠方》治聤耳脓水不止：狗胆一枚，取汁，白矾一分，烧令汁尽，细研，上药，以腊月猪脂调和，纳耳中，以棉拥之。可知狗胆内服或外用，均可消脓排水。

④ 青犬尤妙：此纯属迷信之说，不可信。

⑤ 狗血：味咸，性温。

狗阴茎①

牡狗阴茎补髓。

兔肉②

兔头骨③并同肉，味酸。

谨按：八月至十月，其肉酒炙吃，与丹石人甚相宜，注(一)以性冷故也。大都绝人血脉，损房事(二)，令人痿黄。肉不宜与姜、桔同食之，令人卒患心痛，不可治也。又，兔死而眼合者，食之杀人。二月食之伤神。又，兔与生姜同食，成霍乱。

【校】

（一）《食疗本草》敦煌本无"注"字。

（二）《嘉祐本草》引"孟诜云"作"八月至十一月可食，服丹石人相宜。大都损阳事，绝血脉"。

---

① 狗阴茎：公狗的外生殖器。

② 兔肉：味甘、酸，性凉。入肝、大肠经。有补中益气、凉血解毒的作用。可治疗消渴羸瘦、热气湿痹、胃热呕逆、肠红下血及便血等症。现代药理实验证明兔肉含八种人体所需的氨基酸，兔肉的脂肪和胆固醇的含量均很低，且含有丰富的卵磷脂，有抑制动脉硬化、防止血栓形成的作用，更适宜高血压、冠心病、肥胖症及糖尿病患者食用。

③ 兔头骨：味甘、酸，性平。《名医别录》曰："主头眩痛，癫疾。"

兔肝① _{（一）}

主明目，和决明子作丸服之。又，主丹石人上冲 _{（二）}、眼暗不见物，可生食 _{（三）} 之，一如服"羊子肝"法。

【校】

（一）此条据《嘉祐本草》引"孟诜云"补入。

（二）《食疗本草》敦煌本引作"又，主丹石毒上冲"。

（三）《食疗本草》敦煌本引"食"作"服"。

饴糖②

主吐血，健脾。凝 _{（一）} 强者为良③。主打损瘀血，熬令焦，和酒服之，能下恶血。

又，伤寒大毒嗽④，于蔓菁、薤汁中煮一沸，顿服之。

---

① 兔肝：味甘、苦、咸，性寒。有补肝明目、退翳补劳、治头旋眼疼、肝肾气虚、风热上攻、目肿昏暗等症的食疗效果。

② 饴糖：又名糖饴、饧、胶饴、糖稀等。其味甘，性温。入脾、胃、肺经。《千金食治》曰："补虚冷，益气力，止肠鸣，咽痛。除唾血，却咳嗽。"

③ 凝强者为良：刘熙《释名》云："餳之清者曰饴，形怡怡然也；稠者曰饧，强硬如锡也；如饧而浊者曰餔。"陶弘景曰："方家用饴糖，乃云胶饴，皆是湿糖如厚蜜者。其凝强及牵白者不入药。"饴糖是用米、麦、玉米、粟等粮食发酵制成的糖类食品。它有软、硬两种。软饴糖是黄褐色浓稠液体，黏性很大；硬饴糖是在软饴糖的基础上，多次搅拌，混入空气后凝固成多孔状、黄白色制品。药用一般以软饴糖为佳。

④ 伤寒大毒嗽：《日华子本草》曰："益气力，消痰止嗽，并润五脏。"

饴糖(二)补虚、止渴、健脾胃气①、去留血、补中。白者以蔓青汁煮，顿服之。

【校】

（一）《食疗本草》敦煌本"凝"作"面"。

（二）此条据《嘉祐本草》引"孟诜云"补入。

① 健脾胃气：《本草经疏》曰："饴糖甘入脾，而米、麦皆养脾胃之物，故主补虚乏。肺、胃有火则发渴，火上炎，迫血妄行则吐血。甘能缓火之标，则火下降而渴自止，血自去也。"因此，说明并非饴糖本身有止血祛瘀的作用，而是利用饴糖味甘，以缓解脾之急，以缓中为治，故能止痛活血。

九画

柚^① (一)

味酸。不能食，可以起病 (二)。

【校】

（一）此条据《医心方》卷三十所引、《食疗本草》敦煌本所引补入。

（二）《医心方》引作"可以起盘"，旁注云："正本盘，瘢欤？"《食疗本草》敦煌本所引"盘"作"病"，是。

枳椇^②

多食，发蛔虫。昔有南人，修舍用此 (一)，误 (二) 有一片落在酒瓮中，其酒化为水味。

---

① 柚：又名雷柚、柚子、胡柑、文旦、臭橙。为芸香科植物柚的成熟果实。柚中含柚皮苷、枳属苷、新橙皮苷、橙皮糖苷、维生素B₁、维生素B₂、维生素C以及胡萝卜素、莼酸、铁、钙、磷、挥发油等。味甘、酸，性寒。《日华子本草》曰："治妊孕人食少并口淡，去胃中恶气，消食，去肠胃气，解酒毒，治饮酒人口气。"此外，柚叶、柚皮、柚花、柚核、柚根均有不同医疗价值，故本条云"不可食，可以起病"欠妥。

② 枳椇：又名枸、椇、白石木、交加枝、金钩木、桔枸树、梨枣树等。为鼠李科植物枳椇的果树。其为落叶乔木，高可达十米，广卵形叶互生。果实为枳椇子，又名木蜜、木饧、拐枣、白石枣、万寿果、龙爪、枳枣等，圆形或广椭圆形，肉质肥大。其中的种仁，红褐色，亦入药用。果实内含多量的葡萄糖、苹果酸钙。其味甘、酸，性平。其有辟虫毒、解酒、止渴、止呕吐、通利二便的作用。《滇南本草》曰："治一切左瘫右痪、风湿麻木。小儿服之，化虫、养脾。"

【校】

（一）《本草纲目》引"此"下有"木"字。

（二）悮，同"误"。

枸杞①

寒，无毒。

叶②及子③，并坚筋(一)，能老(二)，除风，补益筋骨，能益人，去虚劳(三)。根④，主去骨热、消渴⑤。叶和羊肉作羹，尤善益人。

代茶法(四)，煮汁饮之，益阳事。能去眼中风痒赤膜，捣叶汁点之，良。又，取洗去泥(五)，和面，拌作（饮）[饭](六)，煮熟吞之，去(七)肾气尤良⑥。又(八)，益精气。

---

① 枸杞：又名杞、枸忌、羊乳、地筋、仙人杖、天精、地仙等。为茄科植物枸杞、宁夏枸杞、土库曼枸杞、西北枸杞、毛蕊枸杞，药用多以果实为主。

② 叶：又名地仙苗、甜菜、天精草。味甘、苦，性凉。《药性论》曰："能补益诸精不足，易颜色，变白、明目、安神。"

③ 子：又名苟起子、甜菜子、地骨子等。果实中含甜酸、硫胺素、核黄素、抗坏血酸、胡萝卜素、亚油酸等成分。味甘，性平。入肝、肾二经。有补肝明目、滋肾润肺的功能。枸杞虽为益阴除热之上药，但脾胃虚弱、有泄泻之人，慎服之。

④ 根：地骨皮，又名地辅、地节、甜齿牙根、狗奶子根皮等。地骨皮含多量酚类物质、甜菜碱及桂皮酸、亚油酸、亚麻酸等成分。现代药理试验，有降压、降血糖的作用，其解热作用与其他解热药相等。味甘，性寒。入肺、肝、肾三经。以清热、凉血为主要功能。

⑤ 去骨热、消渴：《本草正》曰："其性辛寒，善入血分。凡不因风寒而热在精髓阴分者最宜。此物凉而不峻，可理虚劳；气轻而辛，故亦清肺。"

⑥ 去肾气尤良：《药性论》曰："细锉，面拌，熟煮，吞之，主治肾家风。"

【校】

（一）《食疗本草》敦煌本无"并"字，"筋"下有"骨"字。

（二）《食疗本草》敦煌本作"能耐老"。

（三）此句《食疗本草》敦煌本作："去虚劳，甚益人。"

（四）《食疗本草》敦煌本作"用以代茶"。

（五）《食疗本草》敦煌本作"又取之"，《药性论》作："取根、皮洗去泥，细挫。"

（六）《食疗本草》敦煌本"饮"作"饭"，是，今据改。

（七）去，《食疗本草》敦煌本作"下"。

（八）又，《食疗本草》敦煌本作"兼"。

柿①（一）

寒。主补虚劳不足。

谨按：干柿②，厚肠胃、涩中（二）。健脾胃气，消宿血。

---

① 柿：又名镇头迦，为柿科植物柿的成熟果实。味甘、涩，性寒。果实内含蔗糖、果糖、葡萄糖、碘。未熟果实含鞣质、瓜氨酸。入心、肺、大肠经。有清热止渴、润心肺、涩大肠、疗肺痿、开胃、消痰、解酒、止血的食疗作用。但因柿子内含大量单宁成分，与胃酸作用，易生柿石，故不宜多食。切忌空腹食大量柿子，亦不宜与螃蟹同食，胃酸过多者应注意。现代临床有以柿子浸出液制成制剂，进行穴位注射，对治疗慢性气管炎有一定疗效。柿入药用的部位很多，如柿叶、柿皮、柿花、柿根、柿蒂、柿霜、柿木皮、柿漆。

② 干柿：柿饼，又名柿干。有白柿、乌柿两种。《本草图经》曰："火干者谓之乌柿，日干者为白柿。"其味甘、涩，性寒。有止血、润肺、涩肠的作用。

又，红柿①，补气，续经脉气。又，酥（三）柿②，涩下焦，健胃气，消宿血。作饼及糕，与小儿食，治秋痢③。又，研（四）柿，先煮（五）粥，欲熟，即下柿，更三两沸，与小儿饱食，并妳母吃，亦良（六）。又，干柿二斤（七）、酥一斤、蜜半升，先和酥、蜜，铛中消之。下柿，煎十数沸，不〔生〕津器贮之（八）。每日空腹服三五枚，疗男子、女人脾虚、腹肚薄、食不消化、面上黑点，久服甚良。

主通鼻、耳气（九），补虚劳④。又，干柿，厚肠胃，温中，消宿血。

【校】

（一）此条据《嘉祐本草》引"孟诜云"补入。

（二）涩中，《食疗本草》敦煌本、《医心方》卷三十作"温中"。

（三）酥，《食疗本草》敦煌本引作"醋"。

---

① 红柿：新鲜红透无涩味的柿子，亦称为烘柿。

② 酥柿：《本草纲目》曰："生柿置器中自红者，谓之烘柿；日干者谓之白柿；火干者谓之乌柿；水浸藏者谓之醂柿。"又曰："醂，藏柿也。水收盐渍之外，又有以熟柿用灰汁澡三、四度，令汁尽，着器中，经十余日即可食，治病非宜。"

③ 秋痢：《日用本草》论干柿曰："涩肠止泻，杀小虫，润喉音。治小儿秋深下痢。"秋痢，多因夏季感受湿热之气，郁于肠中，入秋后，燥气与暑湿之气相搏，而产生下痢。

④ 主通鼻、耳气，补虚劳：《本草经疏》曰："鼻者肺之窍也，耳者肾之窍也。二脏有火上炎，则外窍闭而不通，得柿甘寒之气，俾火热下行，窍自清利矣。肺与大肠为表里，湿热伤血分，则为肠澼不足、甘能益血、寒能除热、脏气清而腑病，亦除也。"

（四）《食疗本草》敦煌本引"研"下有"生"字。

（五）煮，《食疗本草》敦煌本前有"先"字。

（六）亦良，《食疗本草》敦煌本引作"尤良"。

（七）二斤，《食疗本草》敦煌本作"一斤"。

（八）不，《经史证类大观本草》作"下"。《食疗本草》敦煌本作"于不生津器贮之"，是也。盖指贮于不透水气的器皿中。作"不生津器"于文义明了，今据补。

（九）此条据《医心方》卷三十补入。

柰^①（一）

主补中焦诸不足气（二），和脾。卒患食后气不通，生捣汁服之。

益心气（三）。

【校】

（一）此条据《嘉祐本草》引"孟诜云"补入。

（二）《医心方》卷卅引胳玄子张云："补中焦诸不足。"

（三）此条据《医心方》卷卅补入。

---

① 柰：俗称苹果，又名频婆、平波、天然子、超凡子。为蔷薇科植物苹果的果实。味甘，性凉。果实中主要含碳水化合物，所含的有机酸也能刺激肠道加快蠕动；所含的果胶物质，可以调整肠胃机能，促使体内多余的盐分排出。苹果有生津止渴、润肺除痰、开胃解酒的作用。

胡瓜^①_{（一）}

发痊气^②，令人虚热上逆，少_{（二）}气，发百病及疮疥，损阴血脉气，发脚气_{（三）}。天行^③后不可食_{（四）}。小儿切忌，滑中，生疳虫_{（五）}。不与醋同食_{（六）}。

寒_{（七）}，不可多食。动风及寒热_{（八）}，又发疟病，兼积瘀血_{（九）}。

【校】

（一）此条《嘉祐本草》引作"新补见《千金方》及孟诜、陈藏器、日华子"。今删去《千金方》及陈藏器《本草拾遗》《日华子本草》条文，补录。

（二）《食疗本草》敦煌本引无"少"字。

（三）卷子本作"多食令人虚热上气，生百病，消人阴血，发诸疮疥，及发痊气及脚气，损血脉"。于文义较明。《医心方》卷三十引作"胝玄子张云：发痊气，生百病，消人阴，发诸疮疥，发脚气"。

（四）《医心方》卷三十引作"天行后不可食，食之必再发"。

（五）卷子本作"小儿切忌食，发痢，滑中，生疳虫"。

---

① 胡瓜：黄瓜，又名王瓜、刺瓜。味甘，性凉。内含有葡萄糖、甘露糖、鼠李糖、半乳糖、木糖、果糖、精氨酸、咖啡酸、缘原酸、芸香苷、维生素C、核黄素、挥发油等成分。黄瓜头、尾多苦味，因其含葫芦素A、B、C、D的缘故。黄瓜味甘，性凉。有清热解毒、利水解渴的作用。

② 痊气：一种传染病。

③ 天行：一种时令性的传染病。

（六）卷子本作"又不可和酪食之，必再发"。《食疗本草》敦煌本下有"北人亦呼为黄瓜，为石勒讳，因而不改"三句。

（七）此条据《食疗本草》敦煌本引补入。

（八）《医心方》作"动寒热"。

（九）《食疗本草》敦煌本引作"其实，味甘，寒，有毒。不可多食，动寒热，多疟病，积瘀热"。

胡桃①（一）

［平］（二）。不可多食（三），动痰饮②（四）。除风（五），令人能食，不得并，渐渐食之（六）。通经脉，润血脉（七），黑鬓发（八）。

又，服法：初日一颗，五日加一颗（九），至二十颗（十）止之。常服，骨肉细腻光润（十一），能养一切老痔疾③（十二）。

---

① 胡桃：又名羌桃、核桃、万岁子。为胡桃科植物胡桃的果实。日常多食用其核桃仁，又名胡桃肉、虾蟆。内含丰富的脂肪油，其中主要成分是亚油酸甘油酯及少量亚麻酸、油酸甘油酯。另含蛋白质、碳水化合物，胡萝卜素、维生素B_2和钙、铁、磷等成分。其味甘，性温。入肾、肺经。有补肾养肝、温肺定喘、固精润肠、强阳事、黑头发等作用。胡桃的叶、花、枝、根、壳、油、青皮、树皮均可入药。

② 动痰饮：《本草纲目》曰："胡桃性热，能入肾、肺。惟虚寒者宜之，而痰火积热者，不宜多食耳。"

③ 能养一切老痔疾：《开宝本草》曰："多食利小便，去五痔。"

又（十三），烧至烟尽，研为泥，和胡粉①为膏。拔去白发，傅之，即黑毛发生。

又（十四），仙家压油，和詹香②涂黄发，便黑如漆，光润。

案《经》（十五）：动风，益气。发痼疾，多吃不宜。

【校】

（一）此条据《嘉祐本草》引"孟诜云"补入。

（二）此字据卷子本补入。

（三）《医心方》卷三十引作"不可骤多食"。

（四）卷子本引无"饮"字。

（五）卷子本引作"案《经》：除去风，润脂肉"。《延寿类要》作"除烦"。

（六）卷子本作："不得多食之，计日月，渐渐服食。"《医心方》卷三十引作"计日月，渐服食"。《延寿类要》作"渐渐食之"。

（七）卷子本作"通经络气、血脉"。《延寿类要》作"通经络，润血"。

（八）卷子本作："黑人髭发，毛落再生也。"《医心方》卷三十引作"通经络，黑人鬓发，能瘥一切痔。"《延

---

① 胡粉：铅粉，又名白粉、水粉、定粉、流丹、白膏、光粉、官粉、官粉等。为铅加工制成的碱式碳酸铅。味甘、辛，性寒，有毒。有杀虫、解毒、消积、生肌的作用。可治疗疳积、虫积腹痛、症瘕、疥癣、痈疽、溃疡、丹毒等症。

② 詹香：又名花木香、必栗香。味辛，性温，无毒。有治疗一切恶气、鬼疰心气的作用。烧为香，可杀虫，净化空气。

寿类要》作"黑鬓发"。

（九）卷子本作"初服日一颗，后随日加一颗"。

（十）《食疗本草》敦煌本引"孟诜曰""二十"作"十二"，下无"之"字。卷子本作"至二十颗"。

（十一）卷子本作"定得骨细肉润"。

（十二）《食疗本草》敦煌本引作"能养一切老康疾"。卷子本作"又方：主一切痔病"。《医心方》卷三十作"能瘥一切痔"。

（十三）此条据卷子本补入。《医心方》卷四治白发令黑方："孟诜《食经》：胡桃，烧令烟尽，研为泥，和胡粉，拔白毛，傅之，即生毛。"

（十四）此条据卷子本补入。

（十五）此条据卷子本补入。

胡荽①

平。利五脏，补筋脉。主消谷能食②。若食多，则令

---

① 胡荽：即日常所食之香菜，又名香荽、胡菜、园荽。为伞形科芫荽的带根全草。味辛，性温。有调食开胃，下气止逆，发汗透疹驱风解毒等功用。

② 主消谷能食：缪希雍《本草经疏》曰："胡荽，味辛温微毒，入足太阴、阳明经，辛香走窜而入脾，故主消谷，利大小肠，通少腹气。"

人多忘(一)。又，食着(二)诸毒肉，吐，下血不止。顿痞黄①者：取净胡荽子②一升，煮（食）[令](三)腹破，取汁，停冷，服半升。一日一夜，二服即止。又，狐臭、䘌齿病人，不可食，疾更加。久冷人食之，脚弱。患气，弥不得食。又，不得与斜蒿同食，食之令人汗臭，难（产）[差](四)。不得久食，此是薰菜，损人精神。秋冬捣子，醋煮，熨肠头出③，甚效。可和生菜食，治肠风(五)，热饼裹食，甚良(六)。

补五脏不足(七)。不可多食，损神。

【校】

（一）《医心方》卷三十作"孟诜云：食之，消谷。久食之，多忘"。

（二）《食疗本草》敦煌本无"着"字。

（三）食，《食疗本草》敦煌本作"令"，是，今据改。

（四）产，《政和本草》作"差"，是，今据改。

（五）《食疗本草》敦煌本作"治肠气"。

（六）以上一段《嘉祐本草》引作"新补，见孟诜、陈

---

① 痞黄：由于饮食失调，伤及脾胃，水湿停聚，肝郁不舒，造成周身黄遍，胁满腹胀，不思饮食，即现代临床所称黄疸性肝炎。香荽对慢性肝炎有一定的食疗作用，孟诜《必效方》治热气结滞，经年数发者，方用：胡荽半斤，阴干，水七升，煮取一升半，去滓分服。未症更服。春夏叶，秋冬根茎并可用。

② 胡荽子：又名芫荽子。圆球形，为两个小分果合生的双悬果。果实坚硬，有特殊浓烈的香气。味微辣。果实含挥发油、脂肪、蔗糖、葡萄糖、果糖。种仁内亦含挥发油、糖类、脂肪以及无机物，含氮物质、谷甾醇、甘露醇等成分。味辛、酸，性平。《千金食治》曰："消谷，能复食味。"

③ 熨肠头出：《子母秘录方》肛门脱出，用胡荽一升，切，烧烟熏之，即入。

藏器、萧炳、陈士良、日华子"，其文曰："胡荽，味辛，温（一云微寒），微毒。消谷，治五脏，补不足，利大、小肠，通小腹气。拔四肢热，止头痛，疗痧疹。豌豆疮不出，作酒喷之，立出。通心窍。久食令人多忘。发腋臭，脚气。根发痼疾。子主小儿秃疮，油煎傅之。亦主蛊、五痔及食肉中毒下血，煮冷，取汁服。并州人呼为香荽，入药炒用。"供参考。

（七）此条据"腊玄子张云"补入。

.

胡椒[①]

治五脏风冷[②]，冷气心腹痛[③]，用清水酒服之佳（一），亦宜汤服。若冷气（二），吞三七枚（三）。

【校】

（一）《证类本草》作"吐清水"。与此文义不同，受据案：吐清水，可为心腹冷气痛的临床症状之一，服胡椒，可止吐清水。又，用清水酒送胡椒下，以区别汤服。两种解

---

① 胡椒：原产于东印度。古籍名又有玉椒、浮椒、木椒、昧履支等。内含胡椒碱、胡椒脂碱、挥发油等成分。药理实验能引起正常人血压上升。其味辛，性热。药用分为两种：一为白胡椒，又名白川，近圆球形果核，表面灰白色；另一为黑胡椒，又名黑川，外形亦近圆球，表面暗棕色或灰黑色。内果皮及种子的性状均与白胡椒同。胡椒有温中下气、驱寒止痛、解毒的作用。胡椒属辛热燥之剂，走气动火，不可过服。

② 治五脏风冷：《唐本草》曰："主下气、温中，去痰，除脏腑中风冷。"

③ 冷气心腹痛：《海药本草》云："去胃口气虚冷，宿食不消，霍乱气逆，心腹卒痛，冷气上冲，和气。"

.

释均可以。

（二）《食疗本草》敦煌本作"若治冷气"。

（三）《本草纲目》引作"心腹冷痛，胡椒三七枚，清酒服之。或云：一岁一粒。孟诜《食疗》"。

胡葱①

平。主消谷，能食。久食之，令人多忘。

根，发痼疾。

又，食著诸毒肉（一），吐血不止。痿黄悴者：取子一升，洗，煮使破，取汁，停冷。服半升，日一服，夜一服，血定止。

又，患胡臭、䘌齿人不可食，转极甚。

谨按：利五脏不足气，亦伤绝血脉气。多食损神，此是熏物耳。

【校】

（一）《食疗本草》敦煌本引《食疗》作"又食中诸毒肉"。

① 胡葱：为百合科植物胡葱的鳞茎。又名冻葱、萌葱、冬葱、回回葱、蒜葱、科葱等。味辛，性温。有温中下气、利水消肿的作用。

胡麻①

润五脏，主火灼。山田种为四稜 (一)，土地有异，功力同②。休粮人重之。填骨髓，补虚气③ (二)。

【校】

（一）《本草纲目》所引此句前有"沃地种者八棱"一句。

（二）《食疗本草》敦煌本引《食疗》后有"青蘘同上"四字。

胡麻油

主瘖痖④。涂之生毛发。

---

① 胡麻：古籍名巨胜、狗虱、鸿藏、乌麻、油麻，为胡麻科植物脂麻的黑色或白色的种子，即日常食用的黑芝麻、白芝麻。种仁含丰富的脂肪油，油中有油酸、亚油酸、花生酸、棕榈酸等的甘油酯，尚含甾醇、芝麻素、维生素E、叶酸、烟酸、卵磷脂、蔗糖、蛋白质、戊聚糖和多量的钙等成分，所以营养相当丰富。味甘，性平。入肝、肾两经。有补虚劳、活血脉、润心肺、补肝肾、通便的作用。

② 土地有异，功力同：陶弘景曰："八谷之中，惟此胡麻为良。淳黑者名曰巨胜……本生大宛，故名胡麻。又，茎方名巨胜，茎圆名胡麻。"《唐本草》曰："此胡麻以角作八棱者为巨胜，四棱者名胡麻，都以乌者良，白者劣。"

③ 填骨髓，补虚气：《本经》曰："主伤中虚羸，补五内，益气力，长肌肉，填脑髓。"

④ 瘖（yīn）痖（yǎ）：口不能言。痖，古同"哑"。

荆芥①（一）

一名析蓂②。

【校】

（一）此条据陈藏器《本草拾遗》引张鼎《食疗》补入。陈藏器案："张鼎《食疗》云：'荆芥一名析蓂'，《本经》既有荆芥，又有析蓂，如此二种，定非一物。析蓂是大荠，大荠是葶苈子，陶、苏大误。与假苏又不同，张鼎亦误尔。"受琚案：析蓂与假苏、荆芥有别。《尔雅》作"大荠"，《本经》作"析蓂"，蒫菥、大蕺、马辛。《吴普本草》作析目、荣目、马驹。《植物名实图考》作花叶荠、水荠。民间又曰：老鼓草、瓜子草，洋辣罐、过蓝菜等名。为十字花科植物菥蓂的全草。一年生草木，茎圆柱形，直立，淡绿色。药用全草和菥蓂子。大荠与葶历子也不是一物。

---

① 荆芥：味甘，性平。有利肝明目、和中益气的作用。可治疗肾炎，有利尿作用，可治疗产后子宫内膜炎。

② 析蓂（mì）：菥（xī）蓂。一年生草本植物，直立茎，叶呈长椭圆形，总状花序，开白色小花。植株均可入药，起清热解毒作用。种子有祛风去湿作用。种子即菥蓂子，味辛，性微温。内含黑芥子苷、脂肪油、蔗糖、卵磷脂、挥发油等成分。《本经》曰："主明目，目痛泪出，除痹，补五脏，益精光。"《名医别录》曰："疗心腹腰痛。"

草蒿①

青蒿寒。益气，长发②，能轻身，补中，不老，明目，煞风毒。捣傅疮上，止血生肉③。最早春便生色用之，白者是④(一)，自然香。醋淹为菹益人(二)。治骨蒸(三)，以小便渍两日一宿(四)，干，末(五)为丸，甚去热(六)劳。又，鬼(七)气，取子⑤为末，酒服之方寸[匕]，差(八)。烧灰淋汁，和石灰煎，治恶疮瘢靥⑥(九)。

【校】

(一)《证类本草》作"最早春前生，色白者是"。于文义明了。

(二)《食疗本草》敦煌本作"甚益人"。

---

① 草蒿：青蒿，又名廪蒿、茵陈蒿、邪蒿、香蒿、三庚草、白染艮等。为菊科植物青蒿、黄花蒿的全草。有些地区也有用茵陈蒿、滨蒿、牡蒿的全草当作青蒿使用的。青蒿含有苦味质、青蒿碱、挥发油及维生素A等成分。味苦、微辛，性寒。入肝、胆经。有清热解暑、止痢疾、除黄疸、治疗皮肤疥疮、肝胆系统病引起的低热症等作用。此外，还可以治疗妇科疾病，如行经腹痛胀满、四肢发热、心烦体息等症。青蒿入药还有青蒿根：可治疗关节风湿症、虚痛发热、大便下血。青蒿茎、叶，经蒸馏制得青蒿露，有明目退翳、清暑解热、辟恶秽的作用。临床用于治疗低烧虚热、盗汗、疟疾等症。

② 长发：《日华子本草》曰："长毛发，发黑不老。兼去蒜发，心痛热黄。"

③ 捣傅疮上，止血生肉：《唐本草》曰："生捣敷金疮，大止血，生肉，止疼痛。"

④ 白者是：《本经逢原》曰："青蒿亦有两种：一种发于早春，叶青如绵茵陈，专泻丙丁之火，能利水道，与绵茵陈之性不甚相远；一种盛于夏秋，微黄似地肤子，为少阳、厥阴血分之药，茎紫者为良。"

⑤ 子：青蒿子功同青蒿叶，有清热明目、杀虫止痢的功能。

⑥ 瘢(bān)靥(yè)：皮肤黑斑。《本经》曰："主疥瘙痂痒，恶疮，杀虱。留热在骨节间。"

（三）《食疗本草》敦煌本作"再以骨蒸"。

（四）《证类本草》作"以小便渍一两宿"。

（五）《食疗本草》敦煌本"末"前有"研"字。

（六）《食疗本草》敦煌本"热"作"势"。

（七）《食疗本草》敦煌本"鬼"作"瘦"。

（八）《证类本草》作"方寸匕"，是，今本脱，据补"匕"字。《食疗本草》敦煌本无"方寸"二字，下作"稍刻即愈"。

（九）《证类本草》本"屚"做"㿉"。

茴香①

国人重之，云：有助阳道。用⁽¹⁾之，未得其方法也。生捣茎叶②汁一合，投热酒一合，服之，治卒肾气冲胁，如刀刺痛，喘息不得。亦甚理小肠气③。

① 茴香：为伞形科植物茴香的果实，又名蘹（huái）香、小茴香、谷茴香、香子等。味辛，性温。入肾、胃、膀胱经。有温肾散寒邪、和脾胃理气的功用。临床多用于治疗寒疝、少腹冷痛、胃痛、呕吐清水、肾虚腰痛等症。

② 茎叶：茴香茎叶，又名茴香菜，草茴香、香丝菜。叶中含大量维生素C及茴香苷、维生素B_2、莲苷以及桂皮酸、阿魏酸、咖啡酸、延胡索酸、奎宁酸、安息香酸等多种有机酸。味甘、辛，性温。《药性论》曰："卒恶心腹中不安，煮食之即瘥。"有祛风、顺气、止痛的功用，可治疗疝气、痧气、肾虚耳鸣。生捣汁服，可治疗恶毒痈肿、小腹急痛等症。此外，茴香根含挥发油，味甘、辛，性温，亦有温肾行气、和中止痛的作用。临床有用于治疗胃寒腹疼、呕逆清水、寒疝气胀、风湿性关节痛等症。

③ 理小肠气：俗称茴香有暖肚、理气的作用，据药理分析，茴香含有挥发油，主要为茴香醚、小茴香酮、茴香醛、茴香酸。茴香作为驱风剂，在胃腹气胀时，可排除气体减轻疼痛。

［恶心方］：取茴香花叶煮服之(二)。

【校】

（一）《食疗本草》敦煌本引"用"前有"但"字。

（二）此条据《医心方》卷九引"孟诜《食经·恶心方》"补入。

荞麦①

味甘，平，寒，无毒(一)。实肠胃，益气力。久食动风，令人头眩。和猪肉食之，患热风②，脱人眉须。虽动诸病，犹挫(二)丹石。能炼五脏滓秽③(三)。续精神(四)。作饭与丹石人食之，良。其饭法：可蒸使气馏，于烈日中暴，令口开，使舂取人作饭。

叶④作茹食之，下气，利耳目(五)。多食即微泄。烧其穰

① 荞麦：又名乌麦、荍（qiáo）麦、花荞、净肠草、鹿蹄草、流注草等。为蓼科植物荞麦的种子。味甘，性凉。入脾、胃、大肠经。《植物名实图考》曰："荞麦，《嘉祐本草》始著录，字或作荍。一名乌麦。性能消积，俗呼净肠草，又能发百病。"

② 和猪肉食之，患热风：《千金食治》曰："食之难消，动大热风。黄帝云：作面和猪、羊肉热食之，不过八九顿，作热风，令人眉须落。又还生，仍希少。泾、邠已北，多患此疾。"

③ 能炼五脏滓秽：《本草求真》曰："盖以味甘入肠，性寒泻热，气动而降，能使五脏滓滞，皆炼而去也。"

④ 叶：荞麦的茎叶，又称荞麦秸。味酸，性寒。有下气、利耳目、治噎食、治痈肿、治蚀恶肉、止血、滑肠的作用。近代药理报告其能预防脑出血、治疗毛细血管脆弱性的高血压病、糖尿病引起的视网膜炎及非结核性所引起的肺出血等症。《千金食治》曰："其叶生食动刺风，令人身痒。"是因为荞麦秸含有红色荧光色素，吃后，对某些人可以产生过敏的各种症状及皮肤瘙痒、皮炎等。

作灰，淋洗六畜疮，并驴马躁蹄(六)。

寒(七)。难消，动热风，不宜多食。

【校】

（一）此条据《嘉祐本草》新补药补入，其曰"见陈藏器、孟诜、萧炳、陈士良、日华子"，孟诜文难以剔出，故全录于此。

（二）《医心方》卷三十引"胳玄子张云""压"作"挫"。

（三）《医心方》卷三十引"胳玄子张云"无"秽"字。

（四）《医心方》校注云："仁和寺本无此三字。"

（五）《医心方》卷三十引"胳玄子张曰"作"其叶可煮作菜食，甚利耳目，下气"。

（六）《医心方》卷三十引"胳玄子张曰"作"其茎为灰，洗六畜疮疥及马扫蹄，至神"。下并旁注"一作摇"，其原校注云："仁和寺本无此三字。"

（七）此条据《医心方》卷三十引"孟诜云"补入。

荠苨①

丹石发动，取根食之尤良。

---

① 荠苨：桔梗科，沙参属多年生草本植物，根胡萝卜状。又名苨、杏参、杏叶沙参、白面根、梅参、长叶沙参等。味甘，性寒。有清热解毒、化痰止咳、消肿毒的作用。《名医别录》曰："解百药毒。"《食医心镜》曰："利肺气，和中，明目，止痛。"其能主肺热咳嗽、消渴强中，外用可治疗丁肿、疔痈。

荠菜子①（一）

荠子入治眼方中用。不与面同食，令人背闷。服丹石人不可食。

补五脏不足，叶②动气（二）。

【校】

（一）此条据《嘉祐本草》引"孟诜云"补入。

（二）此条据《医心方》卷三十所引"孟诜云"补入。

茨菰③（一）

不可多食。吴人常食之（二）。令人患脚，又发脚气、瘫缓风（三）。损齿（四），令人失颜色，皮肉干燥。卒食之，令人呕水（五）。

又云：凫茨④，冷。下丹石、消风毒、除胸中实热气。

---

① 荠菜子：又名蓂（cuó）、荠实、荠熟干实。为十字花科植物荠菜的种子。内含脂肪油。味甘，性平。《药性论》曰："主青盲病不见物，补五脏不足。"《千金食治》曰："主明目、目痛、泪出。"《食性本草》曰："主壅，去风毒邪气，明目去翳障。能解毒。久食视物鲜明。"临床用荠菜子与大青叶根治疗黄疸，有一定疗效。

② 叶：荠菜叶味甘，性平，利肝气，和脾胃，有消肿解毒、止血凉血的作用。临床多用于治疗腹水肿涨、乳糜尿、妇女崩漏、眼赤肿疼，小儿麻疹高烧、红白痢疾等症，民间普遍食之。

③ 茨菰：为泽泻科植物慈姑的球茎。又名藉姑、水萍、河凫茨、剪刀草、燕尾草、白地栗等。味甘、苦，性微寒。入心、肝、肺三经。有行血通淋的功用。《千金食治》曰："下石淋。"《唐本草》曰："主百毒，产后血闷，攻心欲死。"《滇南本草》曰："厚肠胃，止咳嗽，痰中带血或咳血。"

④ 凫茨：与茨菰是二物。

可作粉食，明耳目，止渴，消疸黄。若先有冷气，不可食，令人腹胀气满。小儿秋食，脐下当痛。

止消渴_{（六）}，下石淋。

【校】

（一）此条据《嘉祐本草》引"孟诜云"补入。

（二）《医心方》卷三十引作"吴人好噉之"。卷子本作"吴人好啖之"。

（三）《医心方》卷三十引作"瘫痪风"。

（四）《医心方》卷三十引下有"紫黑色"三字。

（五）《延寿类要》引作"卒食之，令人呕吐，小儿秋食腹痛"。

（六）此条据《医心方》卷三十引补入。

茭首^①_{（一）}

寒。主心胸中浮热风。食之，发冷气，滋人齿，伤阳道，令下焦冷滑。不食甚好。

【校】

（一）此条据《嘉祐本草》引"孟诜云"补入。

---

① 茭首：《本草拾遗》曰："菰首，生菰蒋草心，至秋如小儿臂，故云菰首。更有一种小者，擘肉如墨，名乌郁，人亦食之。"又《蜀本草》曰："三年以上，心中生台如藕，白软，中有黑脉，堪噉，名菰首也。"茭首又名茭白、出隧、绿节、菰首、菰笋、菰手、茭笋、美耳菜、茭瓜等。为禾本科植物菰的花茎经茭白黑粉的刺激而形成的纺锤形肥大的菌瘿。味甘，性寒。有清热解毒、利二便、除烦止渴、除黄疸、止痢、催乳，治小儿风疮经久不愈等功用。

荔枝^①

微温。食之通神，益智，健气及颜色。多食，则发热。

荏子^②

主欬^③，逆下气。

谨按：子，压作油用，亦少破气。多食发心闷。温，补中益气，通血脉，填精髓。可蒸令熟，烈日干之，当口开，舂取米食之，亦可休粮。生食止渴、润肺。

荏叶^④

杵_{（一）}之，治男子阴肿_{（二）}。

【校】

（一）《食疗本草》敦煌本"杵"作"捣"。

（二）《嘉祐本草》引"孟诜云"作"其叶性温，用时捣

---

① 荔枝：为无患子科植物荔枝的果实。又名离支、丹荔、火山荔。果肉含蔗糖、葡萄糖、蛋白质、脂肪、叶酸、柠檬酸、苹果酸、维生素C等成分。味甘、酸，性温。具有补气血、填精髓、止烦渴、益颜色的作用。

② 荏（rěn）子：白苏子，又名玉苏子、南苏。为唇形科植物白苏的果实。干燥的果实呈卵形或呈三角形，圆锥体状。果皮质脆，易碎。种仁黄白色，富油质，含挥发油、脂肪油、松茸醇等成分。味辛，性温。有温中下气、润肺止咳、消痰祛喘、通大便的作用。

③ 欬（ài）：胃里的气体从嘴里出来并发出声音。

④ 荏叶：白苏叶。含挥发油，主要为紫苏酮。味辛，性温。有解表散寒、理气消食、止吐泻、降咳喘、除恶气的作用。此外，白苏梗也有宽胸下气、消痰利肺、止痛安胎、止噎膈反胃及心腹痛的作用。

之，治男子阴肿，生捣和醋封之。女人绵囊内，三、四易"。

牵牛子①

多食稍冷 (一)。和山茱萸服之，去水病。

【校】

（一）《食疗本草》敦煌本引"冷"作"凉"。

韭②

亦可作菹，空心食之，甚验。此物煤 (一) 熟，以盐、醋空心吃一楪，可十顿 (二) 已上。甚治胸膈咽 (三) 气，利胸膈，甚验。初生孩子，可捣根③汁灌之，即吐出胸中恶血，永无诸病。五月勿食韭。若值时馑④之年，可与米同地 (四) 种之，一亩可供十口 (五) 食。

热病后十日 (六)，不可食热韭，食之，即发困 (七)。又

① 牵牛子：古名草金铃、勤娘子、黑丑、白丑等。为旋花科植物牵牛或毛牵牛的种子。种子呈三棱卵形，两侧面稍平坦，背面弓状隆起，腹面为一棱线，棱线下有类圆形浅色的肿脐。种皮坚硬，内含牵牛子苷、没食子酸、牵牛子酸甲、生物碱麦角醇、裸麦角碱、野麦碱等成分。味苦、辛，性寒，有小毒。临床多只碾取头末入药，去皮麸不用。《名医别录》曰："主下气，疗脚满水肿，除风毒，利小便。"

② 韭：为百合科植物韭的叶。又名丰本、草钟乳、起阳草、壮阳草、长生韭等。叶有特殊强烈的臭味。韭含有多种营养成分，其中以钙、铁、胡萝卜素和维生素C最多。另含有硫化物、挥发油、苦味质等物质。其味甘、辛，性温。入肝、胃、肾经。有温补肾阳、强壮腰膝、通血活瘀、止带下、遗尿、通便秘的作用。

③ 根：又名韭黄。味辛，性温。功用与叶同。有壮阳固精、暖腰膝、补肝肾的功效。

④ 馑（jǐn）：荒年。

胸痹，心中急痛如锥刺，不得俯仰[1]，白汗出，或痛彻背上，不治或至死，可取生韭或根五斤，洗，捣汁，灌少许，即吐胸中恶血。

冷气人，可煮长服之_(八)。

【校】

（一）《食疗本草》敦煌本"煠"作"炸"。

（二）《食疗本草》敦煌本"楪"作"菜"，"顿"作"头"。

（三）《本草纲目》引"咽"作"噎"。

（四）《证类本草》中作"可与米同功"，作"功""地"均可。

（五）《食疗本草》敦煌本"十口"作"十日"。

（六）此条据《嘉祐本草》引补入。

（七）《本草纲目》下有"诜曰：五月多食，乏气力；冬月多食，动宿饮，吐水。不可与蜜及牛肉同食"数语。

（八）此条据《医心方》引"孟诜云"补入。

虾[2]

平。动风，发疮疥_(一)。

无须及煮色白者，不可食_(二)。

---

[1] 俯（fǔ）仰：指身体的屈伸。俯，"俯"的异体字。

[2] 虾：味甘，性温。有补肾壮阳、治疣去癣、治痈疽丹毒、下乳汁的作用。

谨按（三）：小者生水田及沟渠中，有小毒①。小儿患赤白游肿，捣碎傅之。鲜肉者，甚有毒尔。

【校】

（一）《延寿类要》引下有"勿作鲊食之"一句。《本草纲目》下有"冷积"二字。

（二）此条据《嘉祐本草》引"新见孟诜"补入。

（三）《嘉祐本草》作"新见孟诜"，今补入。

香菜②（一）

（香薷）

温。又云香戎。去热风③急生菜中食，不可多食。卒转筋，可煮汁顿服半升，止。又，干末，止鼻衄④，以水服之。

【校】

（一）此条据《嘉祐本草》引"孟诜云"补入。

---

① 小者生水田及沟渠中，有小毒：《本草纲目拾遗》曰："虾生淡水者色青，生咸水者色白，溪涧中出者壳厚气腥，湖泽池沼中者壳薄肉满，气不腥，味佳。海中者色白肉粗，味殊劣。入药以湖泽中者为第一。"

② 香菜（róu）：香薷（rú），又名香菜、香茸、香戎、蜜蜂草等。为唇形科植物海州香薷的带花全草。主要含挥发油、甾醇、酚性物质、黄酮苷等。味辛，微温。入肺、胃经。有温中调胃、行水散湿、发汗解暑的作用。

③ 去热风：《本草正义》曰："香薷气味清冽，质又轻扬，上之能开泄腠理，宣肺气，达皮毛，以解在表之寒。下之能通达三焦，疏膀胱，利小便，以导在里之水。"

④ 衄（nù）：鼻中出血。

食盐①

蠮螉②尿疮，盐三升、水一斗，煮取六升，以绵浸汤，淹⁽一⁾疮上。

又，治一切气及脚气，取盐三升，蒸，候热，分裹，近壁脚踏之，令脚心热。

又，和槐白皮③蒸用，亦治脚气。夜夜与之，良。

又，以皂荚④两挺，盐半两，同烧，令通赤，细研，夜夜用揩⁽二⁾齿，一月后，有动者齿及血蟨齿⑤并差⁽三⁾。其齿牢固。

【校】

（一）《食疗本草》敦煌本"淹"作"俺"。

（二）《食疗本草》敦煌本"揩"作"刷"。

（三）《食疗本草》敦煌本"并差"作"均愈"。

---

① 食盐：日常食用之盐。又名咸鹾（cuó）、硝（xiāo）硵（biàn）等。主要成分为氯化钠。此外还含有氯化镁、硫酸钠、硫酸钙等成分。味咸，性寒。入胃、肾、大小肠经。《名医别录》曰："主下部蟨疮，伤寒寒热。吐胸中痰癖，止心腹卒痛。坚肌骨。"又曰："大盐，主肠胃结热，喘逆，胸中满。"

② 蠮（yīng）螉（sōu）：蠼（qú）螋，虫名。蠼螋射尿中人，使皮肤起燎泡，疼如火烙。

③ 槐白皮：又名槐皮。味苦，性平。有消肿止痛、祛风除湿的功能。临床用于治疗中风皮肤不仁、口齿风疳、喉痹、肠风下血、阴部瘙痒、阴囊坠肿、痔疮、恶疮、汤火烫伤等症。

④ 皂荚：又名皂角、鸡栖子、悬刀。为豆科植物皂荚的果实。果实多扁平，长椭圆形，红褐色或紫红色，外被灰白色粉霜，质坚硬。味辛，性温，微有毒。荚果含鞣质、三萜（tiē）皂苷、蜡醇、谷甾醇等成分。有祛风邪、除湿毒、杀虫的功用。

⑤ 血蟨齿：虫齿痛。

食茱萸^① _(一)

温。主心腹冷气痛，中恶，除饮逆 _(二)，去脏腑冷，能温中^②，甚良 _(三)。

又，齿痛，酒煎含之。

又，杀鬼毒。中贼风 _(四)，口偏不语者，取子一 _(五) 升、美豉三升，以好酒五升，和煮四五沸，冷服半升，日三四服，得汗便差 _(六)。

又，皮肉痒痛，酒二升、水五升、茱萸子半升，煎取三升，去滓，微暖洗之，立止。

又，鱼骨在腹中刺痛，煮 _(七) 汁一盏，服之，其骨软出。

又，脚气冲心，和生姜煮汁饮之。

又，鱼骨刺入肉不出者，捣封之，其骨自烊而出。

闭目者名榝子，不堪食。

【校】

（一）此条与"吴茱萸"条内容相似，可参阅。

（二）《证类本草》"饮逆"作"咳逆"。

（三）《食疗本草》敦煌本引《食疗》作"堪食良"。

---

① 食茱萸：又名薮（yì）、樧（shā）、越椒、榝（dǎng）子、艾子、辣子等。为芸香科植物樗叶花椒的果实。果皮为红色，由二三成熟的心皮形成菁（gū）葖（tū）果。内种子为广椭圆形而近似半月形，带光泽的棕黑色。种子和果皮均含异虎耳草素。茱萸取吴地产者入药，称吴茱萸，榝子形味似茱萸，可供食用，所以古来称食茱萸。其味辛、苦，性温。能温中止痛、燥湿舒气、止痛。

② 能温中：《千金食治》曰："止痛下气，除咳逆，去五脏中寒冷，温中，诸冷实不消。"

（四）《食疗本草》敦煌本作"中风贼风"。

（五）《食疗本草》敦煌本"一"作"二"。

（六）《食疗本草》敦煌本"差"作"愈"。

（七）《证类本草》"煎"作"煮"。

扁豆①

微寒。主呕逆。久食，头不白。患冷气人，勿食。其叶②治瘕，和醋煮。理转筋，叶汁醋，服效。

扁豆（一），疗霍乱吐痢不止，末和醋服之，下气。

又，吐痢后转筋，生捣叶一把，以少酢浸汁服之（二），立瘥。其豆如菉豆，饼食亦可。

【校】

（一）此条据《嘉祐本草》引"孟诜云"补入。

（二）《经史证类大观本草》作"取汁服之"。

---

① 扁豆：又名峨眉豆、羊眼豆、茶豆、南豆、小刀豆、树豆、藤豆等。为豆科植物扁豆的白色种子。种皮薄而脆，有白色、黑色、红褐色等数种，药用以白色为佳。种子含蛋白质、脂肪、碳水化合物、钙、磷、铁、淀粉、胰蛋白酶抑制物、血球凝集素、豆甾醇、磷脂、蔗糖、葡萄糖、半乳糖、果糖、棉子糖等成分。其味甘，性平。入脾、胃经。有健脾和中、消暑化湿的作用。扁豆生用清暑养胃，炒用健脾止泻，尤治小儿食积痞块、消化不良性慢性腹泻。

② 叶：扁豆叶含丰富的胡萝卜素，还含叶黄素。味辛、甘，性平。可治疗吐泻转筋、疮毒、跌打创伤。捣敷可治蛇虫咬。烧存性研末调敷，可搽金疮脓血。

十画

秦椒[①]

温。灭瘢、长毛、去血。若齿痛，醋煎含之。

又，损疮中风者，以面作馄饨，灰中烧之使热，断使口开，封其疮上，冷即易之。

又法，去闭口者 (一)，水洗，面拌，煮作粥，空腹吞之，以饭压之，重者可再服，以差 (二) 为度。

【校】

（一）《食疗本草》敦煌本此句前有"久患口疮"句。

（二）《食疗本草》敦煌本"差"作"愈"。

秦荻梨[②] (一)

于生菜中最香美，甚（血气）［破气］(二)。

又，末之，和酒服，疗卒 (三) 心痛，悒悒，塞满气。

又，子末，和大 (四) 醋，封肿气，日三易。

【校】

（一）此条据《嘉祐本草》引"孟诜云"补入。

---

① 秦椒：花椒，又名蜀椒。《政和经史证类本草》单出，今从之。

② 秦荻梨：又名藜茹荻。其状如荻，茎、叶可供菜食与药用，多生于低下潮湿之地。其味辛，性温。《名医别录》曰："主心腹冷胀，下气消食。"陈藏器云："为五辛菜，味辛，温。岁朝食之，助发五脏气。常食温中，去恶气，消食下气。"但热病后不可食之，损眼目。

（二）《食疗本草》敦煌本作"破血气甚良"。一本作"甚破气"。《名医别录》曰："主心腹冷胀，下气消食。"《本草拾遗》亦云："去恶气，消食下气。"是秦荻梨为消食下气之品，非破血之物，今据药理改为"甚破气"。

（三）《食疗本草》敦煌本无"辛"字。

（四）一本"和大"作"以和"。

桔[①]（一）

止泄痢。食之，下食。开胸[（二）]膈痰实结气[②]。下气不如皮[③]。

穰不可多食，止气，性虽温，止渴[（三）]。

又，干皮一斤[（四）]，捣为末，蜜为丸，每食前，酒下[（五）]三十丸，治下焦冷气。

---

① 桔：为芸香科植物福橘或朱橘及温州蜜橘、黄岩蜜橘、天台蜜橘、乳橘、甜橘等橘类的成熟果实。橘肉含橙皮苷、柠檬酸、苹果酸、葡萄酸、蔗糖、果糖、维生素C、维生素B_1及胡萝卜素等成分。味甘、酸，性凉。专入肺、胃经。有舒肝理气、开胃润肺、止渴、止呕、生津润燥、除烦、解酒的作用。为人们所喜爱。

② 开胸膈痰实结气：《本草纲目》曰："疗呕哕反胃嘈杂，时吐清水，痰痞，痎（jiē）症，大肠闭塞，妇人乳痈。"

③ 皮：又名陈皮、贵老、红皮。含挥发油、橙皮苷、胡萝卜素、维生素C、维生素B_1及果胶等成分。味辛、苦，性温。入脾、肝、胃、肺诸经。《本经》曰："主胸中瘕热、逆气、利水谷。久服去臭，下气。"《名医别录》曰："下气、止呕咳、除膀胱留热、停水、五淋、利小便、主脾不能消谷，气冲胸中，吐逆霍乱，止泄，去寸白。"临床服用橘皮时，有去白、留白之区别，正如明代张介宾《本草正》所说："陈皮，气实痰滞必用。留白者微甘而性缓，去白者用辛而性速。"但阴虚燥咳、气虚失血者不宜服用。

又，取陈皮一斤，和杏仁①五两，去皮尖熬（六），加少蜜为丸，每日食前饮下三十丸，下腹脏间虚冷气、脚气冲心、心下结硬，悉主之。

皮主胸中瘕气，热逆（七）。

【校】

（一）此条据《嘉祐本草》引"孟诜云"补入。

（二）《食疗本草》敦煌本"胸"作"胃"。

（三）《医心方》卷三十引作"甚能止渴"。

（四）《食疗本草》敦煌本"一斤"作"二斤"。

（五）"酒下"《食疗本草》敦煌本作"饮下"。

（六）《食疗本草》敦煌本作"去皮火熬"。

（七）此条据《食疗本草》敦煌本引《医心方》卷三十补入。

---

① 杏仁：详见"杏仁"条。

栝楼①

子②下乳汁（一），又治痈肿。

栝楼根③（二）苦，酒中熬燥（三），捣筛之，苦酒和（四），涂纸上，摊贴（五），服金石人宜用。

【校】

（一）《食疗本草》敦煌本作"可下乳汁"。

（二）《食疗本草》敦煌本作"其根"。

（三）《食疗本草》敦煌本作"其根于苦酒中熬燥"。

（四）《食疗本草》敦煌本作"和以苦酒"。

（五）《食疗本草》敦煌本此句作"摊瘥"。

---

① 栝（guā）楼：又有果裸、王苣、地楼、泽冶、王白、天瓜、泽姑等古名。为葫芦科植物栝楼的果实。熟时橙黄色、有光泽，瓠果卵圆形至广椭圆形。内表皮为黄白色、有纤维组织。肉质胎座多已缩成黏丝状，种子在内集结成团。果实内含有三萜皂苷、有机酸、树脂、色素及糖类、蛋白质。现代药理实验，对大肠杆菌、痢疾杆菌等有某些抑制作用，并有一定的抗癌作用。其味甘、苦，性寒。入肺、胃、大肠经。

② 子：扁平，长方卵形或阔卵形。熟时为黄棕色，边缘有线纹状形的窄边。尖端有一白色凹点状的种脐，种皮坚硬，内含种仁两瓣，富油性，类白色，内种皮为绿色。味甘、微苦涩。含有皂苷、有机酸、树胶、树脂、色素、脂肪油等成分。入肺、胃、大肠经。《日华子本草》曰："补虚劳、口干，润心肺。疗手面皱、吐血、肠风泻血、赤白痢。"

③ 根：栝楼根即天花粉，又名白药、瑞雪。表面黄白色或淡棕色，皱缩不平，有细根痕迹。多含有淀粉、皂苷、天花粉蛋白，又含多种氨基酸，如谷氨酸、精氨酸、瓜氨酸、苏氨酸、丙氨酸等成分。现代临床用天花粉制剂，对中期妊娠、死胎、过期流产的引产具有疗效。其味甘、苦、微酸，性凉。入肺、胃经。《本经》曰："主消渴、身热烦满、大热，补虚安中，续绝伤。"《日华子本草》曰："通小肠，排脓，消肿毒。"栝楼皮，即栝楼壳。味甘，性寒。有清肺化痰、利气宽胸的作用。

桃仁① (一)

温。杀三虫②，止心痛。

又，女人阴中生疮，如虫咬③，疼痛者可生捣叶，绵裹内(二)阴中，日三四易，差(三)。

又，三月三日采花④，晒干(四)，杵末，以水服二钱匕，小儿半钱，治心腹痛(五)。

又，秃疮，收末开花阴干，与桑椹赤者⑤，等分作末，以猪脂⑥和(六)，先取灰汁洗去疮(七)痂，即涂药。又云：桃能发[诸]丹石[毒](八)，不可食之。生者尤损人。

---

① 桃仁：桃的种仁。桃，为蔷薇科植物桃或山桃的成熟果实。味甘、酸，性温。果实内含有脂肪、蛋白质、碳水化合物、灰分、粗纤维、苹果酸、柠檬酸、果糖、葡萄糖、蔗糖、木糖及尼克酸、核黄素、胡萝卜素、硫胺素、维生素C、钙、磷、铁等成分。有生津除热、活血消积、养肝气、润大肠的作用。

② 三虫：三尸虫。

③ 虫咬：妇科外阴瘙痒症，多为霉菌感染所致。

④ 花：桃花味苦，性平。含香豆精、山奈酚等成分。白桃花还含三叶豆苷。花蕾含柚皮素。桃花药用有利水、活血、去痰饮积滞、通二便的作用。

⑤ 桑椹赤者：紫桑葚，又名乌葚。桑葚古籍名为葚、文武实、桑枣、桑果等。为桑科植物桑葚的果穗。食用多生食，或蒸后晒干。味甘，性寒。果中含维生素B₁、维生素B₂、维生素C、苹果酸、鞣酸、糖分、胡萝卜素等，桑葚油的脂肪主要由亚油酸和少量的硬脂酸、油酸组成。入肺、肾两经。《本草拾遗》曰："利五脏关节、通血气。"《本草衍义》曰："治热渴，生精神，及小肠热。"《滇南本草》曰："益肾脏而固精，久服黑发明目。"

⑥ 猪脂：猪油。

又，白毛①主恶鬼、邪气。胶②亦然。

又，桃符③及奴④主精魅邪气。符，煮（九）汁饮之。奴者，丸、散服之。

桃仁，每夜嚼一颗，和蜜涂手、面，良。

【校】

（一）此条据《嘉祐本草》本引"孟诜云"补入。

（二）《食疗本草》敦煌本"绵"作"棉"，"内"作"纳"。

（三）《食疗本草》敦煌本"差"作"瘥"。《医心方》卷二十一曰："孟诜《食经》治妇人阴瘥方：捣生桃叶，绵裹内阴中，日三四易。亦煮汁洗之。今案：煮皮洗之良。"

（四）《食疗本草》敦煌本作"捣干"。

（五）《食疗本草》敦煌本作"心腹积痛"。

（六）《食疗本草》敦煌本作"和以猪脂"。

---

① 白毛：刮取桃果实上的细毛。其味辛，性平。《大明诸家本草》曰："疗崩中，破癖气。"桃毛有活血化瘀的功能，可治妇科带下症及不孕症，以及肝肾阴虚而致寒热往来等临床病症。

② 胶：为桃树皮分泌出来的树脂。主要含有半乳糖、鼠李糖、葡萄糖醛酸等成分。味甘、苦，性平。《名医别录》曰："主保中不饥，忍风寒。"《本草纲目》曰："和血益气，治下痢，止痛。"

③ 桃符：古代每逢新年时，以两块桃木板悬挂在门边，有时也题字或画图，也有题"神荼""郁垒"二神姓名的，借此来压邪。这两块桃木板，称为"桃符"，后来演变为用纸。以桃符入药，颇有附会的性质。

④ 奴：桃枭（xiāo）的古籍名。又称为桃景、枭景、鬼髑（dú）髅等。桃奴即桃树上经冬不落、风干后的桃实。其味苦，性微温，有小毒。《大明诸家本草》曰："治肺气、腰痛，破血，疗心痛。"此外，桃叶、桃枝、桃根、桃茎均可入药。

（七）《食疗本草》敦煌本无"疮"字。

（八）《食疗本草》敦煌本作"能发丹石毒"，《医心方》卷三十作"能发诸丹石"，今据补"诸""毒"字，于文义更明了。

（九）《经史证类大观本草》本"煮"作"者"。

莱菔①（一）

萝卜，性冷。利五脏，轻身。

根服之，令人白净肌细（二）。

【校】

（一）此条据《嘉祐本草》引"孟诜云"补入。

（二）《医心方》卷三十引此条作"萝服，冷，利五脏关节，除五脏中风，轻身益气。根消食下气。又云：甚利关节，除五脏中风。练五脏中恶气，令人白净"。

---

① 莱菔：又名葖（tū）、芦萉（fèi）、芦菔、荠根、紫菘、温菘、萝卜、土酥等。为十字花科植物莱菔的新鲜根。根含果糖、蔗糖、葡萄糖、莱菔苷、甲硫醇、维生素C等成分。味甘、辛，性凉。入肺、胃经。有下气宽中、消积滞、解毒、化痰热，止消渴、吐血衄血、痰嗽失音等功效。民间俗语"上床萝卜下床姜"，是指饭后上床休息前宜食萝卜，理气消食；下床活动前宜食生姜，祛寒理气。此外，莱菔叶俗称萝卜缨，味辛、苦，性平。入脾、胃、肺诸经。有理气消食、生津化湿、开胃利肠的作用。莱菔子含有挥发油、脂肪油、莱菔素。味甘、辛，性平。入肺、胃经。其临床及民间食疗有消食化痰、下气定喘的作用。萝卜有防治矽（xī）肺、提高巨噬细胞的活力及增强抗病、抗癌症的作用。

莲子[①] _(一)

性_(二)寒。主五脏不足，伤中气绝_(三)，利益十二经脉血气_(四)。生食_(五)微动气。蒸食之，良_(六)。

又_(七)，熟，去心为末_(八)，蜡、蜜和丸，日服三十丸_(九)，令人不饥_(十)。此方仙家用尔_(十一)。

又_(十二)，雁腹中者_(十三)，空服食十枚_(十四)，身轻，能登高陟远。鹰食，粪于田野中_(十五)，经年尚生_(十六)。

又，或于山岩之中止息_(十七)，不逢阴雨，经久不坏_(十八)。

又，诸鸟猿不食，藏之石室内，有得三百余年者[②]，逢此食_(十九)，永不老矣_(二十)。

---

① 莲子：又名薂（xí）、藕实、水芝丹、泽芝、莲蓬子等。为睡莲科植物莲的果实或种子。莲子为坚果，椭圆形或卵形。果皮革质，较坚硬，有粉性。味甘淡微涩。内含多量的淀粉、蛋白质、棉子糖、脂肪、碳水化合物及少量钙、磷、铁等成分。入心、脾、肾等经。《日华子本草》曰："益气，止渴，助心，止痢，治腰痛，泄精。"

② 诸鸟猿不食，藏之石室内，有得三百余年者：指石莲子，莲子经霜老熟而带有灰黑色果壳的称为石莲子，又名甜石莲、壳莲子。味涩、微甘。与新鲜莲子功用小异。石莲子有补助脾阴、涤除热毒、清心开胃、利小便的作用，是热毒噤口痢的专药。

其房①、荷叶②皆破血(二十一)。

又，根③停久者，即有紫色。叶亦有褐色，多采食之，令人能变黑如瑿④(二十二)。

【校】

（一）此条据《嘉祐本草》引"孟诜云"补入。

（二）卷子本无"性"字。

（三）卷子本作"右主治五脏不足，腹中气绝"。

（四）《医心方》卷三十引作"利益十二经脉，廿五络"。卷子本作"利益十二经脉，廿五络血气"。

（五）卷子本"食"作"吃"。

（六）卷子本作"蒸熟为上"。

（七）卷子本作"又方"。

① 房：莲房，又名莲蓬壳。内含蛋白质、脂肪、碳水化合物、灰分、粗纤维、莲子碱、维生素C及硫胺酸、核黄素等成分。味苦、涩，性温。有活血化瘀、止血、燥湿的功能。

② 荷叶：又名蕸（xiá）。味苦、涩，性平。入心、肝、脾经。其含莲碱、荷叶碱、亚美罂粟碱、蕃荔枝碱、槲皮素、异槲皮苷、酒石酸、柠檬酸、葡萄糖酸、苹果酸、鞣质、草酸等成分。其有清暑利湿、升发清阳、开胃健脾、凉血、止血的作用。临床多用于暑湿泄泻、消痰化气、诸种失血症、产后血晕、崩漏等症。《医林纂要》曰："荷叶：功略同于藕及莲心，而多入肝分。平热、去湿，以行清气，以青入肝也。然苦涩之味，实以泻心肝而清金固水，故能去瘀，保精，除妄热，平气血也。"

③ 根：莲的细瘦根茎为藕蔤（mì），又名蔤、藕丝菜。味甘，性平。功与藕同。可清热、化瘀血、解烦毒。莲的肥厚地下茎，通常称为藕，又名光旁。味甘，性寒。含有淀粉、蛋白质、天门冬素、维生素C及焦性儿茶酚、氧化物酶等成分。入心、脾、胃诸经。多作日常菜蔬用。

④ 瑿（yī）：黑色的美石。

（八）卷子本作"曝干为末"。

（九）卷子本作"著蜡及蜜，等分为丸服"。

（十）卷子本无"人"字，又"饥"作"肥"，一本作"能令不饥"。

（十一）卷子本作"学仙人最为胜"，一本"胜"作"宜"。

（十二）卷子本"又"作"若"。

（十三）《食疗本草》敦煌本作"又雁服，得其腹中者"。

（十四）卷子本作"空腹服之七枚"。

（十五）卷子本作"采其雁之，或粪于野田中"。

（十六）卷子本作"经年犹生"。

（十七）卷子本作"或于山岩石下，息粪中者"。

（十八）卷子本作"数年不坏"。

（十九）《食疗本草》敦煌本引"孟诜"作"经三百余年者得此食之"。卷子本作"又诸飞鸟及猿猴，藏之于石室之内，其猿、鸟死后，经数百年者，取得之服"。

（二十）卷子本作"永世不老也"。

（二十一）卷子本作"其子房及叶皆破血"。

（二十二）此条据卷子本补入。

荻

［鱼骨哽方：］取荻去皮，塞鼻中，少时愈 (一)。

【校】

（一）此条据《食疗本草》敦煌本引补入。为明了本药用途，兹补"鱼骨哽方"四字于前。

莙荙① (一)

平，微毒。补中下气，理脾气，去头风，利五脏。冷气［人］(二)不可多食②，动气。先患腹冷，食必破腹。茎灰淋汁，洗衣白如玉色。

【校】

（一）此条《嘉祐本草》作"新补见孟诜、陈藏器、陈士良、日华子"，因不便细分，故录全条。

（二）《食疗本草》敦煌本"冷气"下有"人"字，于文义更明，今据补。

---

① 莙荙：又名恭（tián）菜、甜菜、牛皮菜、石菜、杓菜、光菜等。为藜科植物莙荙菜的茎叶。一年或二年生草本，光滑无毛，开花时始抽出茎。叶互生，叶淡绿色或浓绿色，亦有紫红色。叶片肉质光滑。味甘，性凉。有清热解毒、活血化瘀的功能。

② 不可多食：《本草求真》曰："脾虚人服之，则有腹痛之患；气虚人服之，则有动气之忧；与滑肠人服之，则有泄泻之虞。"

栗子①_(一)

生食，治腰_(二)脚。蒸炒食之，令气拥。患风水气，不宜食。

又，树皮②主瘅疮毒③。

谨按：宜日中暴干，食即下气，补益，不尔，犹有木气，不补益。就中吴栗大，无味，不如北栗也。其上薄皮④，研，和蜜涂面，展皱。

又，壳煮汁饮之，止反胃、消渴。今所食_(三)生栗，可于热灰火中煨，令汗出，食之良_(四)。不得通热_(五)，热则拥气_(六)，生即发气，故火煨杀其木气耳_(七)。

【校】

（一）此条据《嘉祐本草》引"孟诜云"补入。

（二）《经史证类大观本草》无"腰"字。

（三）《医心方》卷三十引孟诜云"今"下有"有"字，"食"作"啖"。

---

① 栗子：俗称板栗，又名毛栗、庵（yǎn）子、槏（zhèn）子、瑰栗、风栗等。为壳斗科植物栗的种仁。果实含蛋白质、脂肪、淀粉、灰分、脂肪酶及维生素B等成分。味甘，性温。入脾、胃、肾等经。有补肝肾、强筋骨、坚齿、养胃健脾、活血止血的功能。

② 树皮：又称栗树白皮。内含色素、尿素、鞣质及槲皮素等成分。可治丹毒、漆疮、口疮、癞疮等。

③ 瘅疮毒：湿热郁于体内，遍体发黄或发黑，皮肤生疮，溃烂则流黄水，用栗树皮煎汤，洗之。

④ 其上薄皮：此指栗子的内果皮，又名栗莩（fū），味甘、涩，性平。可治疗瘰疬、骨哽在咽等。

（四）《医心方》卷三十引无"火"字。"煨"下有"之"字。"食之良"作"即啖之，甚破木气也"。

（五）《医心方》卷三十引作"气不得使通熟"。

（六）《医心方》卷三十引作"熟即拥气"。

（七）《医心方》卷三十下文有"兼名菀云，一名樻子，一名椾子"一句。《食疗本草》敦煌本引《医心方》卷三十下无此一句。

恶实①

根②作脯，食之良。热毒肿，捣根及叶③，封之。杖疮、金疮，取叶贴之，永不畏风。

又，瘫缓（一）及丹石、风毒，石热发毒，明耳目（二），

---

① 恶实：牛蒡，又名夜叉头、蒡翁菜、便牵牛、象耳朵、老母猪耳朵、疙瘩菜、鼠见愁、鼠粘草等名。为菊科植物牛蒡属。日本一名牛房。李时珍曰："其实状恶而多刺钩，故名。"二年生草本，高四五尺。根长多肉，茎直立，多分枝。叶广大，多为卵形，初夏开两性筒状花序，紫色。果实呈倒长卵形，有棘刺，果皮坚硬，种皮淡黄白色，中为种仁，富油性。

② 根：牛蒡根呈纺锤状，外皮黑褐色，内为黄白色，新鲜根部含多种酚物质，其中有绿原酸、咖啡酸、异绿原酸及过氧化物酶等成分。牛蒡根含水分、蛋白质、灰分、牛蒡酸、挥发酸、脂肪酸、多炔物质及多种醛类等成分。药理试验其有抗菌、抗真菌、抗肿瘤的作用。味苦，性寒。临床有祛风热、消肿毒的作用。

③ 叶：又名大夫叶。叶大互生，有长叶柄。叶片广卵形或心脏形，边缘稍带波状或呈齿牙状，上面深绿色，光滑；下面密生灰白色短茸毛。味甘，性寒。有清热解毒、消炎镇痛的作用。能疏散风热、散瘀止痛、除风邪、通经络。现代药理分析，叶含抗菌物质较多，主要抗金黄色葡萄球菌。

利腰膝，则取其子①末之，投酒中，浸经三日，每日饮三两盏，随性（三）多少。欲散支节筋骨烦热毒，则食前取子三七粒，熟揉吞之（四），十服后甚良。细切根如小豆大，拌面作饭（五）煮食，尤良。

又，皮毛间习习如虫行，煮根汁浴之（六）。夏浴慎风却入（七）。其子炒过，末之，如茶煎三匕，通利小便。

【校】

（一）《食疗本草》敦煌本作"又患瘫"，无"缓"字。

（二）《食疗本草》敦煌本作"及欲明耳目"。

（三）《食疗本草》敦煌本"性"作"意"。

（四）《食疗本草》敦煌本作"熟煮吞之"。

（五）饭，《食疗本草》敦煌本作"面"。

（六）《本草纲目》下作"又入盐花，生捣，拓一切肿毒。孟诜"。

（七）《经史证类大观本草》作"避风"，《食疗本草》敦煌本作"夏浴慎风侵入"。

---

① 子：牛蒡入药，多以子与根。牛蒡子富有油性，含脂肪油。脂肪酸中主要为花生酸，还有牛蒡苷及少量硬脂酸、棕榈酸、硫胺素及不饱和脂肪酸的亚油酸等成分。现代药理分析，牛蒡子水浸液对多种致病性真菌有不同程度的抑制作用，亦有降血糖、预防猩红热的作用。其味辛、苦，性凉。入肺、胃两经。有疏散风热、宣肺透疹、解毒消肿的作用。可治风热咳嗽，风疹，斑疹、咽喉肿痛、痈疽等症。

鸭子①

卵小儿食之，脚软不行，爱倒。盐淹食之，即宜人。

黑鸭子(一)微寒。少食之，亦发气，令背膊(二)闷。

【校】

（一）此条据《嘉祐本草》引"孟诜云"补入。

（二）《食疗本草》敦煌本引"膊"作"腹"。

鸭血②

项中热血解野葛毒(一)，饮之差。

【校】

（一）《本草纲目》引此下有"已死者入咽即活"一句。

---

① 鸭子：鸭卵、鸭蛋。味甘，性凉。含蛋白质、脂肪、核黄素以及钙、铁、磷等多种营养成分。有滋阴清肺的作用。

② 鸭血：味咸，性寒。《名医别录》曰："解诸毒。"

鸭肉

白鸭肉①（一）：补虚②，消毒热③，利水道④及小儿热惊痫、头生疮肿。又，和葱、豉作汁，饮汁，去卒烦热。

黑鸭肉（二）：滑中，发冷痢，下脚气，不可食之。

【校】

（一）此条据《嘉祐本草》引"孟诜云"补入。

（二）此条据《嘉祐本草》引"孟诜云"补入。

鸭粪

屎⑤可榻蚯蚓咬疮（一）。主热毒、毒痢。

又（二），取和鸡子白封热肿毒，止（三）消。

【校】

（一）《经史证类大观本草》"咬疮"作"吹疮"。《食疗本草》敦煌本"可榻"作"亦可涂"。

（二）此条据《嘉祐本草》引"孟诜云"补入。

---

① 白鸭肉：又名鹜（wù）、家凫、舒凫等，为家鸭的肉。味甘、咸，性平。可治疗痨热骨蒸、咳嗽、水肿。

② 补虚：《本经逢原》曰："温中补虚，扶阳利水，是其本性。男子阳气不振者，食之最宜。患水肿人用之最妥。"

③ 消毒热：《医林纂要》曰："鸭能泻肾中之积水妄热，行脉中之邪湿痰沫，故治痨热骨蒸之真阴有亏，以至邪湿之生热者，其长固在于滋阴行水也。去痨热，故治咳嗽，亦治热痢。"

④ 利水道：《本草纲目》曰："鸭，水禽也，治水利小便，宜用青头雄鸭。治虚劳热毒，宜用乌骨白鸭。"

⑤ 屎：又名白鸭通。性冷。有杀石药毒、解结缚、散畜热等作用。

（三）《食疗本草》敦煌本"止"作"立"，佳。

时鱼[①]（一）

平。补虚劳，稍发疳痼。

【校】

（一）此条据"八种食疗余"补入。

蚌[②]

大寒。主大热，解酒毒，止渴，去眼赤[③]，动冷热气[④]。

秫米[⑤]（一）

其性平。能杀疮疥毒热。拥五脏气，动风（二）。不可常食。北人往往有种者，代米作酒耳。

[①] 时鱼：鲥鱼。又名瘟鱼、三黎。宁原《食鉴本草》曰："时鱼，年年初夏时则出，余月不复有也。"鲥鱼形体秀而扁，微似鲂而长，白色如银，多细刺。大者不过三尺，腹下有三角硬鳞如甲。此鱼快胃气、温中益虚。

[②] 蚌：又名河蛤蜊、河蚌、蚌蛤。味甘、咸，性寒。一说冷。入肝、肾二经。有清热滋阴、明目解毒、养肝熄风、凉血定惊的作用。

[③] 去眼赤：蚌体内的分泌液，又名蚌泪、蚌清水，有清热、明目、解毒的作用。点眼，亦治红眼、沙眼。

[④] 动冷热气：《本草衍义》曰："多食发风，动冷气。"《随息居饮食谱》曰："多食寒中，外感未清，脾虚便滑者皆忌。"

[⑤] 秫米：为禾本科稷属秫之果实。古籍名为众、糯秫、糯粟、黄米、黄糯等。秫米乃粱米、粟米之有黏性者，有赤、白、黄三色。民间多用以熬糖、酿酒、做糍糕，入药用可以除寒热、利大肠、疗漆疮。其味甘，性微寒。李时珍曰："秫者，肺之谷也，肺病宜食之。故能去寒热、利大肠。"

又，生捣，和鸡子白，傅毒肿，良。

根煮_{（三）}作汤，洗风。

又，米一石、曲三斗_{（四）}，和地黄^①一_{（五）}斤、茵陈蒿^②一斤，炙令黄，一依酿酒法，服之，治筋骨挛急。

【校】

（一）此条据《嘉祐本草》引"孟诜云"补入。

（二）"动风"下《本草纲目》有"迷闷人"三字。《食疗本草》敦煌本引作"性平，能杀疮疥毒热，不可常食，动风，拥五脏之气"。

（三）《经史证类大观本草》"煮"作"主"。

（四）斗，一本作"升"。

（五）《食疗本草》敦煌本"一"作"二"。

豺^③肉

肉酸不可食_{（一）}，消人脂，损人神情。

---

① 地黄：详见"地黄"条注释。

② 茵陈蒿：又名因尘、马先、绒蒿、绵茵陈、青蒿、婆婆蒿、安吕草等。为菊科植物茵陈蒿的幼嫩茎叶。茵陈蒿含有蒿属香豆精、绿原酸、咖啡酸、精油、茵陈炔、茵陈素、脂肪油、脂肪酸、灰分等成分。《本经逢原》曰："茵陈有二种：一种叶细如青蒿者名绵茵陈，专于利水，为湿热黄疸要药。一种生子如铃者，名山茵陈，又名角蒿，其味苦辛，有小毒。专于杀虫、治口齿疮绝胜。"现代药理分析，茵陈蒿的清热除湿、利胆的作用，多用于治疗传染性黄疸肝炎、肝腹水、长期低烧、胆道感染等消化系统疾病，并用于降低血压、治疗风痒疮疥、瘄疡风病。

③ 豺：现行国家法律法规规定禁止食用。

【校】

（一）此条据《嘉祐本草》引"孟诜云"补入。

豺皮

主疳痢（一），腹中诸疮，煮汁饮之，或烧灰和酒服之。
其灰傅䘌齿疮。

【校】

（一）此条据《嘉祐本草》引"孟诜云"补入。

豺头骨

寒。头骨烧灰，和酒灌解槽牛马，便驯良，即更附人也。

豹[1]

补益人[2]。食之令人强筋骨。志性粗疏，食之即觉也，
少时消即定。久食之，终令人意气粗豪、准（一）令筋健、能
耐寒暑（二）。正月食之伤神。

脂（三）可合生发膏，朝涂暮生。

头骨[3]（四）烧灰淋汁，去白屑。

---

① 豹：现行国家法律法规规定禁止食用。

② 补益人：《名医别录》曰："主安五脏，补绝伤，益气。"

③ 头骨：豹骨味辛，性温。入肝、肾二经。功用同于虎骨，有追风定痛、强壮筋骨
的作用。

【校】

（一）准，《证类本草》作"唯"。

（二）《嘉祐本草》引"孟诜云"作"肉食之，令人志性粗、多时消即定。久食令人耐寒暑"。

（三）此条据《嘉祐本草》引"孟诜云"补入。

（四）此条据《嘉祐本草》引"孟诜云"补入。

狸①

尸疰，腹痛，痔瘘，炙之令香，末，酒服二钱，十服后见验。头骨最妙②，治尸疰邪气，烧为灰，酒服二钱。亦主食野鸟肉物中毒肿也，再服之，即差（一）。五月收者粪，极神妙。正月勿食，伤神。

骨（二）主痔病，作羹臛食之（三）。不与酒同食。其头烧作灰，和酒服二钱匕，主痔。炙骨和麝香、雄黄为丸服，治痔及瘘疮。

粪烧灰，主鬼疟。

【校】

（一）《嘉祐本草》引"孟诜云"作"食野鸟肉中毒，烧骨灰服之差"。

（二）此条据《嘉祐本草》引"孟诜云"补入。

---

① 狸：味甘，性平，无毒。《千金食治》曰："狸肉：温，无毒。补中、轻身、益气。亦治诸注。"现行国家法律法规规定禁止食用。

② 头骨最妙：《药性论》曰："头骨炒末，治噎病不通饮食。"

（三）寇宗奭曰："孟诜云：'骨理痔病，作羹臛食之'，然则骨如何作羹臛？肉羹也？"苏颂云："肉主痔，可作羹臛食之。"王焘《外台秘要》有"治痔发疼痛，狸肉作羹食之，或作脯食之。"故疑"骨"为"肉"字之讹。

鸱

头①烧灰，主头风目眩，以饮服之。

肉食之，治癫痫疾。

鸲鹆②

肉寒。主五痔，止血。

又，食法：腊日采之，五味炙之，治老嗽；或作羹食之亦得；或捣为散，白蜜和丸并得。治上件病，取腊月腊日得者良，有效。非腊日得者不堪用。

鸳鸯③

其肉主瘘疮，以清酒炙食之。食之，则令人美丽。又，主夫妇不和④，作羹臛，私与食之，即立相怜爱也。

① 头：又名鸱（chī）头，为鹰科动物白尾鹞的头。《名医别录》曰："主头风眩颠倒、痫疾。"

② 鸲（qú）鹆（yù）：又名寒皋（gāo）、唧（bā）唧鸟，俗称八哥。肉味甘，性平。《唐本章》曰："主五痔、止血，炙食或为散饮服之。"

③ 鸳鸯：又名邓木鸟、匹鸟、黄鸭。味咸，性平。

④ 主夫妇不和：纯属民间传说，没有科学根据。

酒

紫酒^①治角弓风。

姜^②酒主偏风中恶。

桑椹^③酒补五脏、明耳目。

葱豉^④酒解烦热，补虚劳_(一)。

蜜酒疗风疹。

---

① 紫酒：见下文。

② 姜：见"生姜"条。

③ 桑椹：见"桃仁"条注。

④ 葱豉：见"葱""豉"条注。

地黄、牛膝①、虎骨、仙灵脾②、通草③、大豆④、牛蒡、枸杞等，皆可和酿作酒，在别方(二)。

蒲桃子⑤酿酒，益气调中、耐饥强志。取藤汁酿酒亦佳。

狗肉汁酿酒大补(三)。

味苦(四)，主百邪毒，行百药。当酒卧(五)，以扇扇，

---

① 牛膝：用牛膝煎汁，和曲米酿酒；或把牛膝切碎，袋盛、浸酒中，煮饮之。牛膝酒有壮筋骨、治痿痹、补虚损、除久疟的作用。药用牛膝，一为怀牛膝；二为川牛膝。怀牛膝，又名百倍、鸡胶骨，为苋科植物牛膝的根。根细长，土黄色或淡棕色。味苦、酸，性平。入肝、肾二经。川牛膝入药用有两种，一种为川牛膝，又名甜牛膝，是植物川牛膝的干燥根。圆柱状，棕黄色或黑灰色，质坚韧，富油质。味甘、微苦，性平。另一种为麻牛膝，为植物头花蒁（ēn）草的干燥根。性状与川牛膝相似，但根条较短，呈长圆锥形或圆柱状锥形，质柔而易折断。味甘、苦，有麻味。川牛膝有祛风活血、通经除湿的功用。川牛膝与怀牛膝是不同种类的药物，世俗多混为一谈。牛膝生用有清热凉血、活血化瘀、消痈肿恶疮的功能；酒蒸熟用，有补益肝肾、强筋骨、壮阳道的作用。

② 仙灵脾：淫羊藿，又名刚前、仙灵毗、千两金、干鸡筋、牛角花、三枝九叶草等。为小檗科植物淫羊藿、心叶淫羊藿、箭叶淫羊藿、尖叶淫羊藿的茎叶。大叶淫羊藿多为一茎生三枝，一枝生三叶，叶片呈卵状心形，边缘有细刺状锯齿，上面黄绿色，下面灰绿色，较光滑，叶薄如纸，富有弹性。心叶淫羊藿，叶片为圆心形。箭叶淫羊藿，叶片为箭状长卵形，叶端尖呈刺状，草质。淫羊藿茎叶含淫羊藿苷、挥发油、蜡醇、植物甾醇、鞣质、油脂。脂肪油中的脂肪酸多含油酸、亚油酸、硬脂酸、棕榈酸等。味辛、甘，性温。入肝、肾两经。高血压患者及中风、偏瘫患者切勿服用。

③ 通草：木通的古名，非现代所称的药用通草，详见"木通"条。通草酒即用通草子煎汁，同曲米酿酒而成。有续五脏气、通十二经脉、利三焦的作用。

④ 大豆：黑大豆。

⑤ 蒲桃子：葡萄。葡萄酒系用葡萄或葡萄藤汁和曲酿之而成的酒。味甘、辛，性热。有暖腰肾、耐寒，延年的功能。葡萄烧酒，是以葡萄和麹入甑蒸之，以器承其滴露，即成葡萄烧酒。味甘、辛，性大热。有调中益气、开胃醒脾、耐饥、强志、消痰、破癖等功能。

或中恶风，久饮伤神，损寿。

谨按：中恶痓忤(六)，热暖姜酒一碗，服即止。

又，通脉，养脾气，扶肝(七)。陶隐居云："大寒凝海，惟酒不冰。"量(八)其热性故也。久服之，厚肠胃，化筋。初服之时，甚动气痢。与百药相宜。只服丹砂人饮之，即头痛吐热。

又，服丹石人，胸背急闷热者，可以大豆一升，熬令汗出，簸去灰尘，投二升(九)酒中。久时顿服之，少顷，即汗出，差(十)。朝朝服之，甚去一切风。妇人产后诸风，亦可服之。

又，熬鸡屎①如豆淋酒法作，名曰紫酒(十一)。卒不语、口偏者，服之甚效。

昔有人常服春酒②(十二)，令人肥白矣。

【校】

（一）《本草纲目》此条下有"治伤寒、头痛、寒热及冷痢肠痛、解肌、发汗。并以葱根、豆豉浸酒煮饮"诸句。

（二）《食疗本草》敦煌本无"在别方"三字。

（三）《本草纲目》有"诜曰：'酒有紫酒、姜酒、桑椹酒、葱豉酒、葡萄酒、蜜酒及地黄、牛膝、虎骨、牛蒡、

---

① 鸡屎：又名鸡矢。药用多取鸡粪便上的白色部分。味苦、咸，性凉。有利水、泄热、祛风、解毒的作用。鸡屎现代临床极少采用，边远农村仍有备用的的。

② 春酒：清明节酿造之酒，常服令人肥白，亦可治螺蛳尿疮。《食疗本草》敦煌本作"姜酒"，能开胃理气、祛风湿，有较好的养身效果，江南川蜀一带尤喜饮用。

大豆、枸杞、通草、仙灵脾、狗肉等，皆可和酿作酒，俱各有方。'"又有"戊戌酒"，作"说曰：大补元阳"。

（四）此条以下均据《嘉祐本草》引"孟诜曰"补入。

（五）《本草纲目》下作"醉卧当风，则成癜风。醉浴冷水，成痛痹"。

（六）《食疗本草》敦煌本引作"中恶疫忤"，《本草纲目》下作"心腹冷痛"。

（七）《本草纲目》下作"除风下气"。

（八）《食疗本草》敦煌本"量"作"谅"。

（九）《食疗本草》敦煌本"升"下有"于"字。

（十）《食疗本草》敦煌本"差"作"瘥"。

（十一）《食疗本草》敦煌本作"名白紫酒"。

（十二）《食疗本草》敦煌本"春酒"作"姜酒"。

海月①

平。主消痰，辟邪鬼毒。以生椒、酱调和食之，良。能消诸食，使人易饥。又，其物是水沫化之（一），煮时犹是水，入腹中之后（二），便令人（不）［下］小便（三），故知益

---

① 海月：又名镜鱼、海镜、膏叶盘、石镜、蛎镜等。为不等蛤科动物海月的肉。其为圆形而扁平，壳质薄，透明。两壳一较凸，一较平。表面白色，顶部微紫色。生活在泥沙质或浅海沙质海滩表面，退潮时，可于海滩上获得。其味甘，性平。崔禹锡《食经》曰："主利大小肠，除关格、黄疸，消渴。"其壳又名海月壳、明瓦、蛎壳爿（pán）。味咸，性大寒。《本草从新》曰："泻湿热。煎汤洗鹤膝风。煅（duàn）研为粉，涂湿烂疮。"

人也。又，有（四）食之人，亦不见所损。此看之，将是有益耳（五）。亦名以下鱼。

【校】

（一）化之，《食疗本草》敦煌本作"所化"。

（二）《食疗本草》敦煌本作"以服之后"。

（三）《食疗本草》敦煌本"不"作"下"，是，今据改。

（四）《食疗本草》敦煌本无"有"字。

（五）此句《食疗本草》敦煌本无。

海藻①（一）

主起男子阴气。常食之，消男子瘦疾（二）。南方人多食之，传于北人（三），北人食之，倍生诸病，更不宜矣。

瘦人不可食之（四）。

【校】

（一）此条据《嘉祐本草》引"孟诜云"补入。

（二）《医心方》引作"食之，起男子阴，恒食消男子癥"。

（三）《经史证类大观本草》"北人"作"北方"。

（四）此条据"唔玄子张曰"补入。

---

① 海藻：为马尾藻科植物羊栖菜或海蒿的全草。又名落首、海萝、乌菜、海带花、玉海草、灯笼藻、鹿尾菜等。含藻胶酸、粗蛋白、甘露醇、灰分、碘、钾、多糖等成分。味苦、咸，性寒。有清热利湿、消痰软坚的功能。

桑叶^① _(一)

炙，煎饮之，止渴。一如茶法^②。

【校】

（一）此条据《嘉祐本草》引"孟诜云"补入。

桑皮^③ _(一)

煮汁，可染褐色，久不落。

【校】

（一）此条据《嘉祐本草》引"孟诜云"补入。

桑菌^④

寒 _(一)，无毒。利五脏，宣肠胃气，拥毒气，不可多食。惟益服丹石人热发，和葱、豉作羹。

菌子 _(二) 寒。发五脏风，拥经脉 _(三)，动痔病。令人昏

---

① 桑叶：又名铁扇子。为桑科植物桑的叶。叶含槲皮素、芸香苷、异槲皮苷、谷甾醇、绿原酸。挥发油成分中有乙酸、丙酸、丁酸、异丁酸、水杨酸甲酯、酚等，此外，还含有草酸、酒石酸、柠檬酸、棕榈酸、果糖、蔗糖、葡萄糖、维生素C等成分。其味甘、苦，性寒。有清热凉血、祛风明目的功能。

② 一如茶法：《本草图经》曰："桑叶可常服，以四月桑茂盛时采叶。又十月霜后，三分、二分已落时，一分在者名神仙叶，即采取与前叶同阴干，捣末，丸、散任服，或煎以代茶饮，令人聪明。"

③ 桑皮：详见"桑根白皮"条。

④ 桑菌：又名桑耳、桑蛾、木麦、桑檽等。味甘，性平。《本经逢原》曰："桑耳，善祛子脏中风热，不但主漏下血病，并可以治寒热积聚，积聚去，不难成孕。"

昏多睡，背膊四肢无力。又菌子有数般，槐树上生者①良，野田中者恐有毒，杀人。又多发冷气，令腹中微微痛。

【校】

（一）此条据《嘉祐本草》引"孟诜云"补入。

（二）此条据《嘉祐本草》引"孟诜云"补入。与"藿菌"条引文大致相同，可互见。

（三）"藿菌"条下引"脉"作"络"。

桑椹(一)

性微寒。食之，补五脏，使耳目聪明。利关节，和经脉，通血气，益精神。

【校】

（一）此条据《医心方》卷三十引"孟诜云"补入。

桑柴灰②(一)

（紫）［柴］(二)烧灰，淋汁，入錬五金家用(三)。

---

① 槐树上生者：槐菌。又名槐耳、槐檽、槐鸡、槐蛾等。味苦、辛，性平。药用以质地坚实如桑耳者良。《药性论》曰："能治风、破血、益力。"《唐本草》曰："主五痔、心痛、女人阴中痒痛。"临床多用来治疗肠风下血、月经过多、蛔虫心痛等症。

② 桑柴灰：又名桑灰，系桑的木材烧成的灰。味辛，性寒。淋汁代水煎药，内服可以治疗头面身体水肿、腹胀肿；外用研末，敷或以沸水淋汁浸洗，可治疗金疮心痛、目赤昏涩、肿痛、大头风、头面生疮、痣疵（cī）、眉发脱落以及白癜风、赤秃、白屑等皮肤病症。

【校】

（一）此条据《嘉祐本草》引"孟诜云"补入。

（二）"柴"，《嘉祐本草》作"紫"，误。《食疗本草》敦煌本作"叶"，作"柴"，是，今改。

（三）《食疗本草》敦煌本无"入"字，"用"下有"之"字。《本草纲目》此下有"可结汞伏硫"一句。

桑根白皮[①] (一)

煮汁饮，利五脏。

又，入散用，下一切风气、水气。

【校】

（一）此条据《嘉祐本草》引"孟诜云"补入。

---

① 桑根白皮：桑白皮，为除去栓皮的干燥根皮。内含桑根皮素、桑素、东莨（làng）菪（dàng）素、伞形花内酯、鞣质、黏液素等成分。味甘，性寒。有利水消肿、止咳平喘的作用。《药品化义》曰："桑皮，散热，主治喘满咳嗽、热痰唾血，皆由实邪郁遏，肺窍不得通畅，借此渗之散之，以利肺气，诸证自愈。故云泻肺之有余，非桑皮不可。以此治皮里膜外水气浮肿及肌肤邪热、浮风燥痒，悉能去之。"

十一画

栀子①

主喑哑、紫癜风、黄疸、积热心躁。

又方：治下鲜鱼，栀子仁②烧灰（一），水和一钱匕，服之。量其大小多少服之。

【校】

（一）《证类本草》"仁"作"人"，"烧"下有"成"字。

---

① 栀子：又名木丹、鲜支、楄（xiáo）桃、枝子、黄荑子。为茜草科植物山栀的果实。果为深红色或红黄色，倒卵形或长椭圆形，顶端有宿存花萼。果实含黄酮类栀子素、鞣质、果胶、藏红花素等成分。味苦，性寒。入心、肝、肺、胃经。有清热凉血、止血、除湿热、治黄疸的作用。《本经》曰："主五内邪气、胃中热气、面赤、酒疱皶鼻、白癞、疮疡。"《名医别录》曰："疗目热赤痛、胸心大小肠大热、心中烦闷。"《药性论》曰："杀蟅（zhè）虫毒，去热毒风，利五淋，主中恶，通小便，解五种黄病，明目，治时疾，除热及消渴口干、目赤肿痛。"

② 栀子仁：栀子的种子。在果实内，黏结成团。扁圆形，深红色或红黄色。味淡、微酸。有清热凉血、止血、利小便的作用。可用于治疗赤白痢、血痢；外敷可治小便不通、火疱未起等症。

豉①

陕府豉汁②，甚胜于常豉。以大豆为黄蒸③，每一斗加盐四升(一)、椒四两。春三日，夏两日，冬五日，即成。半熟，加生姜五两，既洁且精，胜埋于马粪中。黄蒸，以好豉心④代之。

豉(二)能治久盗汗患者，以一(三)升微炒，令香，清酒三升，渍满三日，取汁，冷暖任人服之。不瘥，更作三两剂，即止。

【校】

（一）《食疗本草》敦煌本引作"每一斗豆加盐四升"。

（二）此条据《嘉祐本草》引"孟诜云"补入。

（三）《证类本草》引"一"作"二"。

---

① 豉：日常食用之豆豉。《本草纲目》曰："豉，诸大豆皆可为之，以黑豆者入药，有淡豉、咸豉，治病多用淡豉汁及咸者。当随方法。"药用淡豆豉味苦，性寒。入肺、胃经。有解表、除烦、开胸、下气、调中、解郁的作用。

② 豉汁：为淡豆豉加入椒、姜、盐等的加工制成品。制作方法如《本草纲目》曰："用好豉三斗，清麻油熬，令烟断，以一升拌豉，蒸过，摊冷晒干，拌，再蒸，凡二遍。以白盐一斗捣和，以汤淋汁三、四斗，入净釜，下椒、姜、葱、桔丝同煎，三分减一，贮于不津器中，香美绝胜。"

③ 黄蒸：为黄蒸曲的原名，古籍又名黄衣、麦黄。用米麦合磨成粉（本方用大豆），和水成饼，麻叶裹之，熏蒸，待生黄衣，取出晒干用。味甘，性温，无毒。

④ 豉心：《外台秘要》中说：合豉时取中心者为豉心，非剥皮取心也。

恭菜①（一）

捣汁（二），与时疾人服，差（三）。

子煮半生，捣取汁，含，治小儿热。

【校】

（一）此条据《嘉祐本草》引"孟诜云"补入。

（二）《食疗本草》敦煌本作"生捣之"。

（三）《食疗本草》敦煌本"差"作"瘥"。

菱实②

神仙家③用。

发冷气人（一），含吴茱萸，咽其津液，消其腹胀矣。

菱实（二），仙家蒸作粉，蜜和食之，可休粮（三）。水族之中，此物最不能治病（四）。又云：令人脏冷，损阳气，痿茎（五）。可少食，多食令人腹胀，[胀]满者（六），可暖酒和姜饮一两盏，即消矣（七）。

---

① 恭（tián）菜：又名糖萝卜、菾菜根、出莙菜儿。为藜科植物恭菜的根。内含糖（主要为蔗糖，其次为果糖、葡萄糖、棉子糖等）、甜菜碱、果胶、纤维素、淀粉、氨基酸、有机酸、水溶性维生素等成分。有通经脉、下气、开胸膈、清热解毒的作用。

② 菱实：芰实，俗称菱角，又名水菱、芰（jì）、水栗、沙角等。为菱科植物菱的果肉。内含丰富的蛋白质、淀粉、葡萄糖等成分。生食有清热解渴、除烦、醒脾、解酒热的作用。熟食可以健脾、安中、益气、充肌。菱粉可以补养脾胃、益气力、强腰脚、行水解毒，多为体弱病人恢复期饮食，亦可作为老人健康食疗用品。

③ 神仙家：指专门从事修炼的道士、方术之人。

【校】

（一）《食疗本草》敦煌本"人"作"但"，连下为文。

（二）此条据《嘉祐本草》引"孟诜云"补入。

（三）卷子本作"平。右主治安中焦，补脏腑气，令人不饥。仙方蒸熟，曝干，作末，和米食之，代粮"。《食疗本草》敦煌本引"孟诜云""休"作"代"。

（四）卷子本作"凡水中之果，此物最发冷气，不能治众疾"。《医心方》卷三十引作"神仙食之，此物尤发冷，不能治众病"。

（五）卷子本作"损阴，令玉茎消衰"。

（六）《食疗本草》敦煌本引作"多食令人腹胀，胀满者"，《证类本草》今脱一"胀"字，据补。

（七）卷子本作"令人或腹胀者，以姜酒一盏，饮即消。含吴茱萸子，咽其液亦消"。

菘^①

温。治消渴。又，发诸风冷，有热人食之，亦不发病，即明其性冷 (一)。《本草》云："温"，末解"又消食，亦少下气"。

① 菘（sōng）：俗名白菜，小白菜，又名夏菘、油白菜。为十字花科植物青菜的幼株。味甘，性平。含有蛋白质、脂肪、粗纤维、碳水化合物、钙、磷、铁、胡萝卜素、核黄素、尼克酸等成分。有解热除烦、通利肠胃、解酒渴、和中消食、治瘴气、止咳嗽、解丹毒、漆疮等作用。

九英菘^①_{（二）}出河西，叶［极］（及）_{（三）}大，根亦粗长。和羊肉甚美。常食之，都不见发病。其冬月作菹，煮作羹，食之，能消宿食，下气治嗽。诸家商略，性冷非温，恐误也。又，北无菘菜^②，南无芜菁。其蔓菁子^③细，菜子^④粗也。

【校】

（一）《医心方》卷三十引"孟诜云"作"腹中冷病者，不服。有热者服之，亦不发病，其菜性冷"。

（二）《食疗本草》敦煌本作"九美菘"。

（三）《证类本草》本"及"作"极"，是，今据改。

---

① 九英菘：芜菁。详见"芜菁"条。

② 北无菘菜：《唐本草》曰："菘菜，不生北土。其菘有三种，有牛肚菘：叶最大厚，味甘；紫菘：叶薄细，味小苦；白菘：似蔓青也。"《本草纲目》曰："菘，即今人呼为白菜者，有二种，一种茎圆厚，微青；一种茎扁薄而白，其叶皆淡青白色。白菘，即白菜也。牛肚菘即最肥大者。紫菘即芦菔也，开紫花，故曰紫菘。苏恭谓白菘似蔓菁者误矣，根叶俱不同，而白菘根坚小，不可食。紫菘根似蔓菁，而叶不同，种类亦别。又言北土无菘者，自唐以前或然。"

③ 蔓菁子：芜菁子。详见"芜菁"条。

④ 菜子：菘子。味甘，平。可清肺气、化痰、治疗痰喘、解酒等。

菠薐①(一)

冷，微毒。利五脏，通肠胃热，解酒毒。服丹石人食之佳。北人食肉面即平，南人食鱼鳖水米即冷。不可多食，冷大小肠(二)。久食令人脚弱不能行。发腰痛，不与蛆(三)鱼②同食，发霍乱吐泻。

【校】

（一）此条为《嘉祐本草》新补药，作"见孟诜、陈藏器、陈士良、日华子"，因不便细析条文，故录全文于此。

（二）以上数句《本草纲目》注出"孟诜"文。

（三）《证类本草》本"蛆"作"鮑"。

菰根③

若丹石热发，和鲫鱼煮作羹(一)，食之(二)三两顿，即便差耳(三)。

---

① 菠薐（léng）：菠菜，又名菠棱、波棱菜、赤根菜、波斯菜、鹦鹉菜、鼠根菜、角菜等。为藜科植物菠菜的带根全草。可食部分含蛋白质、脂肪、粗纤维、碳水化合物、胡萝卜素、硫胺素、核黄素、灰分、磷、铁、尼克酸、维生素C等成分。叶部含锌、叶酸、氨基酸、叶黄素、菠菜甾醇、胡萝卜素等成分。根部含菠菜皂苷A和B。其味甘，性凉。有养血、止血、润燥、敛阴等作用。《本草纲目》曰："通血脉，开胸膈，下气调中，止渴润燥。根尤良。"常吃菠菜可以保持大便通畅、维持正常视力、防止夜盲病以及对预防口腔溃疡、口角溃烂、舌炎、牙龈出血等症均有食疗效果。对血小板减少性紫癜、坏血病等亦有疗效。

② 蛆鱼：蛆，又名五谷虫。

③ 菰根：又名苽（gū）封、菰蒋根。为禾本科植物菰的根茎及根。味甘，性寒。《养生要集》曰："主肠胃痼热、消渴、止小便利、除胸中烦、解酒、消食。"

菰菜^①(四) 利五脏邪气，酒皶^②、面赤、白癞、疬疡，目赤等，效。然滑中，不可多食。热毒风气，卒心痛，可盐、醋煮食之。

【校】

（一）《食疗本草》敦煌本作"取菰根和鲫鱼作羹食"。

（二）《食疗本草》敦煌本引无"之"字。

（三）《食疗本草》敦煌本作"便愈耳"。

（四）此条据《嘉祐本草》引"孟诜云"补入。

堇菜^③

味苦。主寒热、鼠瘘^④、瘰疬、生疮、结核聚气、下瘀血。

叶主霍乱，与香葇^⑤(一) 同功。蛇咬生杵 (二) 傅之，毒即出矣。又，干末和油煎成 (三)，摩结核上，三五度便差。

---

① 菰菜：《蜀本草》曰："《图》云：菰，生水中，叶似蔗荻。久，根盘厚，夏月生菌，细，堪啖，名菰菜。"又名蒋草、菱草、菰蒋草、绿节、菰笋。为禾本科植物菰的花茎。味甘，性寒。有清热解毒、除烦渴、通利二便的功用。

② 皶（zhā）：古同"齇"，鼻子上长的红色小疮，就是酒糟鼻上的红斑。

③ 堇菜：一说为旱芹菜的古籍别名。又名董葵、苦堇。为伞形科植物旱芹的全草。一说为石龙芮的古籍别名，又名苦堇、水堇、姜黄、堇葵、胡椒菜、鬼见愁等。为毛茛（gèn）科植物石龙芮的全草。一说为草乌头苗的古籍别名，又名堇、芨、茛、独白草、断肠草等。为毛茛科植物乌头、北乌头的嫩苗。一说为蒴（shuò）藋（dí）的古籍别名，又名堇草、芨、乌头苗、陆英、接骨草等。为忍冬科植物蒴藋的全草或根。

④ 鼠瘘：鼠疮，亦属瘰疬类。

⑤ 香葇（róng）：香薷，又名香菜、香茅、蜜蜂草等。详见"香薷"条。

菫（四）久食除心烦热，令人身体解堕（五），又令人多睡，只可一两顿而已。又，捣傅热肿良。又，杀鬼毒，生取汁半升，服即吐出。

【校】

（一）《经史证类大观本草》"香荙"作"香茙"。

（二）《证类本草》"杵"作"研"。

（三）《食疗本草》敦煌本"成"下有"膏"字，《本草纲目》同。

（四）此条据《嘉祐本草》引"孟诜云"补入。

（五）《食疗本草》敦煌本引作"令人身体重，鲜堕"。

黄精①

饵黄精，能克不饥。

其法：可取瓮子，去底，釜上安置，令得所盛黄精令满，密盖，蒸之。令气（一）溜，即暴之，第一［二］（二）遍蒸之亦如此。九蒸九暴。凡生用时有一硕（三），熟有三四斗。蒸之，若生则刺人咽喉，暴使干，不尔，朽坏。其生者，若初服，只可一寸半，渐渐增之。十日不食，能长服之，止三尺五寸。服三百日后，尽见鬼神，饵必昇天（四）。根、叶、

----

① 黄精：又名太阳草、白及、龙衔、垂珠、鹿竹、重楼、萎蕤、笔菜、黄芝、笔管菜、土灵芝、老虎姜、鸡头参等。为百合科植物黄精、囊丝黄精、热河黄精、滇黄精、卷叶黄精等的根茎。其含黏液质、淀粉及糖分。味甘，性平。入肺、脾、肾经。有补中益气、强筋壮骨的作用。

花、实，皆可食之（五）。但相对者是，不对者名偏精①。

【校】

（一）《食疗本草》敦煌本"气"作"汽"。

（二）《证类本草》本"一"作"二"，是，今据改。

（三）《证类本草》无"用"字，"硕"作"石"。《敦煌》本亦作"石"。

（四）《食疗本草》敦煌本"饵"作"则"，《证类本草》"昇"作"升"。

（五）《食疗本草》敦煌本无"之"字。

黄鱼②

平，有毒。发诸气病，不可多食。亦发疮疥，动风。不宜和荞麦同食，令人失音也。

【校】

（一）此条据"八种食疗余"补入。

黄雌鸡③

主腹中水癖、水肿，以一只理如食法，和赤小豆一升，

---

① 偏精：黄精叶偏生不对节者，功用不如黄精。

② 黄鱼：黄花鱼，又名石首鱼，详见"石首鱼"条注。

③ 黄雌鸡：黄母鸡，又名烛夜。《名医别录》曰："酸，平。主伤中、消渴、小便数，不禁，肠澼泄利。补益五脏，续绝伤。疗劳，益气力。"黄母鸡为日常食用的佳肴，营养丰富，补益气血，老少妇儿均宜食用。

同煮，候豆烂即出，食之。其汁，日二夜一，每服四合。补丈夫阳气，治冷气。瘦箸床者_(二)，渐渐食之，良。又，先患骨热者，不可食之。又，光粉诸石，为末，和饭，与鸡食之，后取鸡食之_(三)，甚补益。

【校】

（一）此条据《嘉祐本草》引"孟诜云"补入。

（二）《经史证类大观本草》无此句。

（三）《食疗本草》敦煌本引有"疾着床者"。

黄赖鱼①_(一)

一名鉠魜②。醒酒。无鳞，不益人也。

【校】

（一）此条据"八种食疗余"补入。

雀③肉_(一)

十月已后，正月已前，食之，续五脏不足气，助阴道，益精髓，不可停息。

---

① 黄赖鱼：为鮠科动物黄颡鱼的全体。古籍名有黄鲿、黄颊鱼、黄鱼、黄鉠、黄骨鱼、黄刺鱼等。味甘，性平，有毒。《本草纲目》曰："煮食消水肿，利小便；烧灰，治瘰疬久溃不收敛及诸恶疮。"并云："黄颡无鳞鱼也。身尾俱似小鲇，腹下黄，背上青黄，鳃下有二横骨、两须，有胃，性最难死。"

② 鉠（yāng）魜（yà）：古鱼名，黄颡鱼。

③ 雀：指麻雀。肉味甘，性温。有壮阳益精、暖腰膝、缩小便的作用，治疗气血不足、阳痿、小肠疝气、崩漏带下等症。

【校】

（一）此条据《嘉祐本草》引"孟诜云"补入。

雀脑

涂冻疮（一）。

【校】

（一）此条据《嘉祐本草》引"孟诜云"补入。又《本草纲目》下有"绵裹塞耳治聋"一句。

雀粪

和天雄、干姜为丸，令阴强（一）。

【校】

（一）此条据《嘉祐本草》引"孟诜云"补入。

雀卵白①

和天雄末、菟丝子末为丸②，空心酒下五丸，主男子阳痿不起、女子带下、便溺不利，除疝瘕，决痈肿，续五脏气。

---

① 雀卵白：味甘、咸，性温。

② 和天雄末、菟丝子末为丸：《本草经疏》曰："雀肉及卵，古方同天雄服，此药性极热，有大毒，非阴脏及真阳虚惫者，慎勿轻饵。"

蚶①（一）

温。主心腹冷气、腰脊冷风，利五脏，建胃，令人能食。每食了，以饭压之。不尔令人口干（二）。

又云：温中，消食，起阳。时（三）最重。出海中，壳如瓦屋。

又云：无毒。益血色（四）。

壳（五）烧，以米醋三度淬后，埋，令坏。醋膏丸，治一切血气、冷气、症癖。

【校】

（一）此条《嘉祐本草》作"新补，见陈藏器、萧炳、孟诜、日华子"。今难以细分各自条文，故录补全文。

（二）一本作"蚶：主心腹腰肾冷风，可火上暖之，令沸，空腹食十数个，以饮压之，大妙"。《本草纲目》引作"炳曰：温。凡食讫，以饭压之，否则令人口干"。

（三）一本"时"作"味"。

（四）《本草纲目》引此条注出"日华"。

（五）《本草纲目》引此条注出"日华"。

---

① 蚶：为蚶科动物魁蚶、泥蚶、毛蚶等蚶子的肉。《尔雅》名魁陆，《说文》名魁蛤、复累、瓦屋子。又，别名蚶子、伏老、毛蛤等。味甘，性温。一说性寒，一说味咸。有温中补血、健胃止痢的作用。参见"魁蛤"条注文。

蚺蛇①

肉主温疫气(一)。可作鲙食之。如无此疾及四月勿食之。

膏②主皮肤间毒气(二)。

小儿痖痢，以胆③灌鼻中及下部。

肉(三)作鲙食之，除痔疮，小儿脑热，水渍注鼻中。齿根宣露，和麝香末傅之(四)。

其胆难识，多将诸胆代之，可细切于水中，走者真也④。

又，猪及大虫胆亦走，迟于此胆(五)。

【校】

（一）《本草纲目》作"除痔疮，辟瘟疫瘴气"。

（二）《嘉祐本草》引"孟诜云""肤"作"肉"。

（三）此条据《嘉祐本草》引"孟诜云"补入。

（四）《本草纲目》引作"杀五痔，水化灌鼻中，除小儿脑热。痔疮瘘漏，灌下部，治小儿痖痢。同麝香傅齿痔宣露"。恐为"胆"的功效。

---

① 蚺蛇：蟒蛇。又名王蛇、王字蛇、琴蛇。其肉味甘，性温，有小毒。有祛风杀虫，治疗风疥癣、风痹瘫痪的作用。现行国家法律法规规定禁止食用。

② 膏：蚺蛇脂肪。味甘，性平。《名医别录》曰："主皮肤风毒、妇人产后腹痛余疾。"陶弘景曰："能疗癞疾。"绵裹塞耳，可治耳聋。

③ 胆：蚺蛇胆味甘、苦，性寒，有毒。入肝、脾二经。《名医别录》曰："主心腹䘌痛、下部䘌疮、目肿痛。"《本草拾遗》曰："主破血、止血痢、小儿热丹、口疮、痖痢。"还有明目、去翳膜的作用。香油调外搽，还可治痔疮肿痛。

④ 细切于水中，走者真也：《唐本草》曰："胆剔取如米粟，著净水中，浮游水上，回旋行走者为真，多著亦即沉散，其少著径沉者，诸胆血并尔。"

（五）《本草纲目》引作"人多以猪胆、虎胆伪之，虽水中走，但迟耳"。

蛇莓①

主胸、胃热气。有蛇残不得食（一）。主（二）孩子口噤②，以汁灌（三）口中，死亦再活。

【校】

（一）《经史证类大观本草》无"得"字，《食疗本草》敦煌本"主"作"去"。

（二）《食疗本草》敦煌本"主"作"若"。

（三）灌，《食疗本草》敦煌本作"含"。

蛇蜕皮③

主去邪，明目。治小儿一百二十种惊痫、寒热、肠痔、蛊毒，诸蛊恶疮，安胎，熬用之。

---

① 蛇莓：又名鸡冠果、地杨梅、地莓、蚕莓、三点红、三爪龙等。为蔷薇科植物蛇莓的全草。多年生草本，根茎粗壮，有多数细小的匍匐枝。叶为掌状复叶，边缘有钝齿或锯齿。花瓣黄色，倒卵形。果为红色瘦果，并为宿萼所围绕。味甘、苦，性寒。有清热凉血、消肿解毒的作用。

② 噤（jìn）：闭口不说话。

③ 蛇蜕皮：又名龙子衣、蛇符、弓皮、蛇皮、蛇壳、蛇退、青龙衣、白龙衣等。为蛇蜕下的皮膜。味甘、咸，性平。入肝、脾二经。有祛风定惊、消肿杀虫、明目退翳、治疗疮疥癣的作用。

蛏^①_{（一）}

味甘，温，无毒。补虚，主冷利。煮食之，主妇人产后虚损。生海泥中，长二三寸，大如指，两头开^②_{（二）}。主胸中邪热、烦闷气_{（三）}。与服丹石人相宜。天行病后不可食_{（四）}，切忌之^③。

【校】

（一）此条《嘉祐本草》作"新见陈藏器、萧炳、孟诜"，今难以析出，故录全文。

（二）《本草纲目》注出"藏器"。

（三）一本作"蛏寒。主胸中烦闷邪气，止渴。须在饭食后，食之佳"。

（四）《本草纲目》注出"诜曰"。

---

① 蛏：又名蛏肠。为竹蛏科动物缢蛏的肉。味甘、咸，性寒。

② 生海泥中，长二三寸，大如指，两头开：《本草纲目》曰："蛏，乃海中小蚌也。其形长短大小不一，与江湖中马刀、蛼（xián）、蚬相似，其类甚多，闽、粤人以田种之，候潮泥壅沃，谓之蛏田，呼其肉为蛏肠。"

③ 天行病后不可食，切忌之：《本草求真》曰："蛏，性体属阴，故能解烦涤热，然惟水衰火盛者则宜。若使脾胃素冷，服之必有动气泄泻之虞矣。书言可治冷痢，似属巧说，未可深信。"

野鸭^①（一）

主补中、益气、消食。九月已后即中食，全胜家者。虽寒，不动气，消十二种虫，平胃气，调中轻身。

又，身上诸小热疮，多年不可者，但多食之，即差。

【校】

（一）此条据《嘉祐本草》引"孟诜云"补入。

野猪肉^②

主癫痫，补肌肤，令人虚肥。雌者肉美。肉色赤者，补人五藏^③，不发风虚气也。其肉胜家猪也（一）。

【校】

（一）《嘉祐本草》引"孟诜云"作"野猪，主补肌肤，令人虚肥"。又云："其肉尚胜诸猪，雌者肉美。其冬月在林中食橡子，肉色赤，补五脏风气。"

---

① 野鸭：陈藏器《本草拾遗》云："《尸子》云：野鸭为凫，家鸭为鹜，不能飞翔，如庶人守耕稼而已。"《日华子本草》云："野鸭凉，无毒。补虚，助力，和胃气，消食，治热毒风及恶疮疖，杀腹藏一切虫。九月后立春前采，大补，益病人。不可与木耳、胡桃、豉同食。"现行国家法律法规规定禁止食用。

② 野猪肉：味甘、咸，性平。有补养虚弱、祛风解毒、止血除痔的作用。

③ 五藏：同"五脏"。

野猪胆①

三岁胆中有黄②，和水服之，主鬼疰痫病(一)。

又，胆治恶热毒邪气(二)，内不发病，减药力，与家猪不同。

【校】

（一）《嘉祐本草》引"孟诜云"作："胆中有黄，研如水服之，治痫病。"

（二）《嘉祐本草》引"孟诜云"作"胆治恶热气"。

野猪脂③

主妇人无乳者，服之即乳下。本来无乳者，服之亦有(一)。

【校】

（一）《嘉祐本草》引"孟诜云"作"其膏炼令精细，以二匙和一盏酒服，日三服，令妇人多乳。服十日，可供三四孩子"。

---

① 野猪胆：取汁冲服或外用涂敷，有清热解毒、主癫痫、小儿疳疾的作用，可治疗疔疮肿毒、汤火伤、瘰（biāo）疽（jū）、小便不通等症。

② 黄：野猪黄，即野猪胆囊中的结石。味辛、甘，性平，无毒。《唐本草》曰："主金疮、止血、生肉、癫痫。"《日华子本草》曰："治恶毒风、小儿疳气、客忤、天吊。"胆黄也能治血痢，外用可研末敷。

③ 野猪脂：《日华子本草》曰："悦色并除风肿毒疮、疥癣。"

野猪齿

作灰服，主蛇毒 (一)。

【校】

（一）此条据《嘉祐本草》引"孟诜云"补入。

野猪青蹄①

不可食。

甜瓜②

瓜 (一) 有毒。止渴、益气、除烦热、利小便、通三焦拥塞气。多食令人阴下湿痒、生疮、动宿冷，病症癖人不可食之。若食之饱胀，入水自消。多食令人惙惙③虚弱，脚手无力 (二)。

叶 (三) 生捣汁，生发。又，补中，打损折［伤］(四)，碾 (五) 末酒服，去瘀血、治小儿疳。

《龙鱼河图》云：瓜有两鼻者杀人；沉水者杀人。食多腹胀 (六)，可食盐，花 (七) 成水。

---

① 野猪青蹄：《医林纂要》曰："祛风治痹。"又，《随息居饮食谱》曰："蹄爪补力更盛，一切痈疽不敛、多年漏疮，煨食。"

② 甜瓜：又名香瓜、甘瓜、果瓜等。为葫芦科植物甜瓜的果实。瓜含球蛋白、柠檬酸、胡萝卜素、维生素B、维生素C等成分。味甘，性寒。有清热解暑、利小便的作用。

③ 惙（chuò）惙：忧郁、忧伤的样子。

其子^①熟_{（八）}，补中宜人_{（九）}。

【校】

（一）《嘉祐本草》新补作"见《千金方》及孟诜、陈藏器、日华子"云："甜瓜寒，有毒。止渴、除烦热。多食令人阴下湿痒、生疮、动宿冷病、发虚热、破腹。又，令人惙惙弱、脚手无力。少食即止渴、利小便、通三焦间拥塞气。兼主口、鼻疮。"卷子本作："寒。右止渴、除烦热。多食令人阴下痒湿生疮。又，发痹黄、动宿冷。病患症癖人不可食瓜。"

（二）卷子本作"案《经》：多食令人赢惙虚弱、脚手少力"。

（三）《嘉祐本草》新补作"叶治人无发，捣汁涂之即生"。卷子本作："其瓜叶主治身面四肢浮肿、杀虫、去鼻中息肉、阴痹黄及急黄。又，生瓜叶捣取汁，治人头不生毛发者，涂之即生。"

（四）《食疗本草》敦煌本"折"下有"伤"字，是，今据补。

（五）《食疗本草》敦煌本"碾"下有"研"字。

（六）腹胀，一本作"饱胀"。

（七）花，一本作"化"。李时珍《本草纲目》引作"《龙鱼河图》云：凡瓜有两鼻、两蒂者杀人。五月瓜沉水

① 子：甜瓜子味甘，性寒。有清肺润肠、散结消瘀的作用。

者，食之得冷病，终身不瘥。九月被霜者，食之，冬病寒热。与油饼同食，发病”。

（八）熟，《食疗本草》敦煌本作“热”。

（九）卷子本作“其子热，补中焦，宜人”。

梨①

金疮及产妇不可食，大忌。

梨（一）除客热②，止心烦。不可多食。

又，卒咳嗽：以一颗（二）刺作五十孔，每孔内以椒一粒，以面裹，于热火（三）灰中煨，令熟（四），出，停冷，去椒食之（五）。

又方：去核（六），内酥蜜，面裹，烧令熟，食之（七）。

又（八），取梨肉（九），内酥中煎，停冷，食之（十）。

又，捣汁一升、酥一两、蜜一两、地黄汁一升，缓火煎，细细含咽。凡治嗽，皆须待冷、喘息定后方食。热食之，反伤矣，令嗽更极（十一），不可救。如此者，可作羊肉汤饼，饱食之，便卧少时。

---

① 梨：又名快果、果宗、玉乳、蜜父。主要为蔷薇科植物白梨、沙梨、秋子梨等的果实。沙梨果实含苹果酸、柠檬酸、果糖、葡萄糖、蔗糖等成分；白梨果实含果糖、蔗糖较多。梨味甘、微酸，性凉。入肺、胃经。有生津止渴、清热化痰、除烦、通便的作用。生梨清内脏热火，熟梨有滋五脏阴分的功能。梨入药部位甚多，梨树叶、梨枝、梨皮、梨核等，均有药用。生梨捣敷，还可治疗汤火疮；熬膏，专治肺燥咳嗽、老人阴虚肺热、秋季慢性咳嗽以及肺结核低烧等。

② 客热：元气不足，邪气内侵，叫作“客”。瘀而化热，中医称为“客热气”。

又，胸中痞塞（十二）、热结者，可多食好生梨，即通（十三）。

卒暗风、失音不语者（十四）：生捣汁一合（十五），顿服之，日再服，止。

【校】

（一）此条据《嘉祐本草》引"孟诜云"补入。

（二）《医心方》引作"以冻梨一颗"。

（三）《医心方》引无"火"字。

（四）《医心方》引作"极熟"。

（五）《医心方》卷九作"治咳嗽方：孟诜《食经》云：梨一颗，刻作五十孔，每孔中内一粒椒，以面裹，于热灰中烧，令极热，出，停冷，割食之"。《食疗本草》敦煌本引作"卒咳，冻梨一颗，刺作五十孔，每孔中内一粒椒，以面裹，于热灰中烧，令极熟，出，停冷食之"。

（六）《医心方》引作"梨去核"。

（七）《医心方》"食之"下有"大良"二字，《食疗本草》敦煌本下有"大佳"二字。

（八）《医心方》作"又方"。

（九）《医心方》作"去皮，割梨肉"。

（十）《医心方》卷九作"割梨肉于酥中，煎之，停冷食之"。《食疗本草》敦煌本作："去皮核，纳梨酥中煎，冷食之。"

（十一）《食疗本草》敦煌本"极"作"甚"。

（十二）《医心方》卷卅"塞"作"寒"，《食疗本草》敦煌本"胸"作"胃"。

（十三）《医心方》引作"可多食生梨，便通"。《食疗本草》敦煌本同。

（十四）《医心方》引作"又云：卒瘖，失音不语者"，《食疗本草》敦煌本引同。

（十五）《医心方》引作"捣梨汁一合顿服"。《食疗本草》敦煌本作"捣梨果一合"。

假苏[①]

性温。辟邪气，除劳[②]，传送五脏不足气。助脾胃，多

[①] 假苏：荆芥的异名。又名姜芥、京芥、郑芥、线芥、新罗芥、鼠蓂、四棱杆蒿等。为唇形科植物荆芥的全草。一年生草本，茎直立四棱形，叶对生，长披针状，唇形花，淡红色，细小缀成长穗状。药用部位为荆芥穗，搓碎时有强烈的薄荷样香气。荆芥味辛，性温。入肺、肝两经。有发表、祛风、理血的作用。又，假苏又为假荆芥、土荆芥、山藿香的异名。为唇形科植物假荆芥的全草。味辛，性温。含挥发油，可作为芳香剂或驱风剂。与荆芥作用相似，故用"假荆芥"之称。

[②] 辟邪气，除劳：陈士良《食性本草》曰："主血劳风气壅满、背脊疼痛、虚汗。理丈夫脚气、筋骨烦痛及阴阳毒、伤寒头痛、头旋目眩、手足筋急。"

食，熏(一)五脏神①，通利血脉，发汗②，动渴疾。

又，杵为末，醋和(二)，封风毒肿上。

患丁肿，荆芥一把、水五升，煮取三(三)升，冷，分二服。

【校】

（一）《嘉祐本草》引"孟诜云""熏"下有"人"字。《本草纲目》主治引又作"产后中风强直，研末，酒服"。

（二）《食疗本草》敦煌本引作"和醋"。

（三）《证类本草》"三"作"二"。

猪③（豚）

肉味若、微寒。压丹石，疗热闭血脉。虚人动风，不可久食。令人少子精，发宿疹。主疗人肾虚。肉发痰，若患疟疾人，切忌，食必再发。

---

① 熏五脏神：《本草经疏》曰："病人表虚有汗者忌之。血虚寒热而不因于风湿风寒者勿用，阴虚火炎面赤，因而头痛者，慎勿误入。"遵守其禁忌，就不会对身体有损伤。

② 发汗：《本草经疏》曰："假苏入血分之风药也，故能发汗。其主寒热者，寒热必由邪盛而作，散邪解肌出汗，则寒热自愈。"所以外感风寒引起的高烧不退、鼻塞咽痛，必用荆芥发汗解表也。

③ 猪：其肉味甘、咸，性平。一说味酸。入脾、胃、肾经。有滋阴润燥、补虚乏气力、去惊痫、润肌肤、止消渴、利二便的作用。《本草备要》曰："猪肉，食之润肠胃、生精液、丰肌体、泽皮肤、固其所也。"又曰："病初愈忌之者，以肠胃久枯，难受肥浓厚味也。又，猪肉生痰，惟风痰、湿痰、寒痰忌之，如老人燥痰干咳，更须肥浓以滋润之，不可执泥于猪肉生痰之说也。"

江猪平，肉酸。多食令人体重。今捕人作脯，多皆不识。但食，少有腥气。

猪肚①

主暴痢虚弱（一）。

【校】

（一）此条据《嘉祐本草》引"孟诜云"补入。

猪肠②

主虚渴，小便数，补下焦虚竭（一）。

【校】

（一）此条据《嘉祐本草》引"孟诜云"补入。

猪肾③

主人肾虚。不可久食（一）。

---

① 猪肚：味甘，性温。《千金食治》曰："微寒，无毒。补中益气，止渴，断暴痢虚弱。"《本草图经》曰："主骨蒸热劳、血脉不行、补赢助气。"《随息居饮食谱》并曰："止带、浊、遗精。"猪肚多酱食之，是补脾胃之佳品。《本草经疏》曰："脾胃得补，则中气益，利自止矣。《日华子本草》主补虚损；苏颂主骨蒸劳热、血脉不行，皆取其补益脾胃，则精血自生、虚劳自愈、根本固而后五脏皆安也。"

② 猪肠：《千金食治》曰："微寒，无毒，主消渴、小便数，补下焦虚竭。"与此引文同。

③ 猪肾：俗称猪腰子。味咸，性平。《名医别录》曰："和理肾气，通利膀胱。"《本草纲目》曰："猪肾性寒，不能补命门精气，方药所用，借其引导而已。《日华子本草》'暖腰膝，补膀胱水脏'之说为非矣。肾有虚热者宜食之。若肾气虚寒者，非所宜矣。今人不达此意，往往食猪肾为补，不可不审。"

【校】

（一）此条据《嘉祐本草》引"孟诜云"补入。

猪舌

和五味煮取汁饮，能健脾、补不足之气，令人能食。

猪头肉①

（犬）［大］猪头（一）：主补虚，乏气力，去惊痫、五痔，下丹石。

【校】

（一）此条据《嘉祐本草》引"孟诜云"补入。《经史证类大观本草》"犬猪头"作"大猪头"，是，今据改。

猕猴桃②

候熟收之，取瓤和蜜煎，作（煎）［膏］（一），去人烦热。久食，亦得令人冷。能止消渴（二）。

藤梨（三）寒。右主下丹石，利五脏。

---

① 猪头肉：《千金食治》云："平，无毒。补虚乏气力，去惊痫鬼毒、寒热、五癃。"

② 猕猴桃：又名藤梨、木子、羊桃、阳桃、金梨、绳梨、山洋桃、狐狸桃等。为猕猴桃科植物猕猴桃的果实。味甘、酸，性寒。有解热止渴、利尿通便的作用。含糖类、色素、有机酸、维生素、蛋白质、类脂、硫胺素、磷、钾、猕猴桃碱、胡萝卜素等多种营养成分。近代多食用猕猴桃冲剂，简便好食，作为老年人、高血压患者、高血脂及血管硬化、慢性肝炎病人、心血管系统病人的保健饮料，有一定的防病治病食疗效果。

【校】

（一）《食疗本草》敦煌本"煎"作"浆"。《经史证类大观本草》作"膏"于文义明了，今据改。

（二）卷子本引作"其熟时，收瓤和蜜煎。作煎服之，去烦热，止消渴。久食发冷气，损脾胃"。

（三）此条据卷子本补入。

船底苔①（一）

冷，无毒。治鼻洪②、吐血、淋疾。以炙甘草③并豉汁浓煎汤（二），旋呷（三）。

又，主五淋，取一团，鸭子大（四），煮服之。

又，水中细苔主治天行病（五）、心闷，捣，绞汁服。

【校】

（一）此条引自《嘉祐本草》新补药，作"见孟诜、陈藏器、日华子"。

（二）汤，《经史证类大观本草》作"温"。

（三）《食疗本草》敦煌本作"饮之"。

（四）《食疗本草》敦煌本作"约鸭子大"。

（五）《证类本草》无"治"字。

---

① 船底苔：为船的底部所生之苔。味甘，性冷。《本草纲目》曰："解天行热病、伏热、头目不清、神志昏塞及诸大毒。"

② 鼻洪：鼻衄，鼻出血。

③ 炙甘草：把甘草用蜂蜜炙过后再入药用。

麻子^①_{（一）}

微寒。治大小便不通^②，治发落、破血^③，不饥，能_{（二）}寒。取汁煮粥，去五脏风，润肺，治关节不通，发落_{（三）}，通血脉，治气。

青叶^④甚长发。研麻子汁_{（四）}沐发，即生长。

麻子一升、白羊脂^⑤七两、蜡五两、白蜜一合，和杵，蒸食之，不饥。

《洞神经》^⑥_{（五）}：又取大麻，日中服子末三升，东行茱萸根^⑦到八升，渍之_{（六）}，平旦服之_{（七）}二升，至夜虫

① 麻子：又名火麻仁、麻子仁、大麻仁、冬麻子、白麻子。为桑科植物大麻的种仁。内含丰富的脂肪油，其中主要成分是油酸、不饱和脂肪酸、饱和脂肪酸、亚油酸、亚麻酸、大麻酚、植酸钙、镁等成分。味甘，性平。入脾、胃、大肠经。麻子食用有补中益气、补肾利肝、润燥通便、止消渴的作用。肠滑泄泻者忌服之。

② 治大小便不通：《药品化义》曰："麻仁，能润肠，体润能去燥，专利大肠气结便闭。凡老年血液枯燥、产后气血不顺、病后元气未复或裹弱不能运行皆治。"

③ 治发落、破血：《食性本草》曰："多食损血脉，滑精气。妇人多食发带疾。"《本草经疏》曰："麻子，性最滑利，甘能补中，中得补，则气自益。甘能益血，血脉复，则积血破。乳妇产后余疾皆除矣。"

④ 青叶：麻叶，又名火麻头。味辛，有毒。可治疗疟疾、哮喘。捣敷可治蝎毒。有镇痛、麻醉、利尿的作用。

⑤ 白羊脂：详见"羊脂"条。

⑥ 《洞神经》：为道教典籍的一种。

⑦ 东行茱萸根：吴茱萸根。味辛、苦，性热。有行气温中、杀虫的功能。可治疗脘腹冷痛、泄泻、疝气、经闭腹痛、蛲虫病等。

下 (八)。要见鬼者，取生麻子、昌蒲①、鬼臼②，等分，杵为丸，弹子大。每期向日服一丸，服满百日，即见鬼也③。

（消渴方）(九)麻子一升，捣 (十)，水三升，煮三四沸，去滓，冷服半升，三五日即愈。

【校】

（一）《食疗本草》敦煌本"麻子"作"麻麘"。

（二）《食疗本草》敦煌本"能"作"耐"。

（三）"发落"与上文重出，疑为衍文。

（四）《食疗本草》敦煌本无"汁"字。

（五）《食疗本草》敦煌本作"按经：治腹中虫病，取大麻末三升"云云。

（六）《食疗本草》敦煌本"之"作"水"。

（七）《食疗本草》敦煌本无"之"字。

---

① 昌蒲：石菖蒲，又名昌本、昌阳、昌羊、尧韭、木蜡、阳春雪、望见消、水剑草、九节菖蒲等名。为天南星科植物石菖蒲的根茎。气味芳香，味辛，性微温。入心、肝、脾经。《本经》曰："主风寒湿痹、咳逆上气。开心孔，补五脏，通九窍，明耳目，出音声。"《日华子本草》曰："除风下气，除烦闷。止心腹痛、霍乱转筋。治客风疮疥，杀腹藏虫。"故而菖蒲有补肝益心、活血理气、去湿逐风、除疾消积、开胃宽中的作用，对风湿性关节炎及神经系统疾患有特殊食疗效果。古代道士、方术师、修炼家特为重视并普遍食用。

② 鬼臼：又名九臼、天臼、爵犀、马目公、术律草、羞天花、独脚莲、旱荷、八角镜、千斤锤、一碗水、金星八角、独叶一枝花等。为小檗科植物八角莲根茎，多年生草本。根茎横卧，棕褐色木质化，具粗壮的须根。叶片盾状，圆形边缘有针刺状细齿。花序伞形，浆果椭圆形或卵形。内含多枚种子。味苦、辛，性平。有解毒化瘀、祛痰散结的作用。

③ 服满百日，即见鬼也：此说为迷信，不可信。

（八）《食疗本草》敦煌本作"至病中下"。

（九）此条据《医心方》卷十二引"孟诜《食经》消渴方"补入。

（十）《食疗本草》敦煌本引无"捣"字。

鹿茸①（一）

主益气。不可以鼻嗅其茸，中有小白虫，视之不见，入人鼻必为虫颡②，药不及也。

【校】

（一）此条据《嘉祐本草》引"孟诜云"补入。

鹿肉③

谨按：肉，九月后正月前食之，则补虚羸瘦（溺）

---

① 鹿茸：又名斑龙珠。为梅花鹿或马鹿尚未骨化的幼角。味甘、咸，性温。入肝、肾经。鹿茸为中医推崇的大补气血、元阳、益精壮骨之品。现代用鹿茸制成鹿茸精、鹿茸片、鹿茸粉等，食疗治男性不育症、阳痿、遗精等均有疗效。但阴虚阳亢者以及患有高血压、肝炎、肾炎及肝功能不正常者忌服。曹炳章先生说："鹿茸，补精填髓之功效虽甚伟，服食不善，往往发生吐血、衄血、尿血、目赤、头晕、中风昏厥等症。考其原因，其人平时多阳旺液燥、贫血亏精、气血乏运，苟服食参、茸，服日多，则助气养血，有益无损，虽有余热，亦不为害；若阳虚阴燥之人，再骤服大剂，以致有助燥烁阴之弊。盖茸为骨血之精通督脉而上冲于脑，其上升之性，故如上述之病焉。每遇当用鹿茸之症，自一厘渐增至数分、数钱，每获妥效，此即大虚缓补之义也。"

② 虫颡（sǎng）：脑内寄生虫。

③ 鹿肉：主要含水分及粗蛋白质、粗脂肪、灰分。味甘（一说味苦），性温。有补脾胃、益气力、壮阳益精、暖腰脊、健筋骨、催乳的作用。

［弱］_{（一）}、利五脏、调血脉。自外皆不食，发冷痛_{（二）}。

又_{（三）}，主补中，益气力。

又_{（四）}，生肉主中风、口偏不正，以生椒同捣，傅之，专看正，即速除之。九月已后，正月已前堪食之也。

【校】

（一）弱，误作"溺"，今据《证类本草》改。

（二）痛，《证类本草》作"病"。

（三）此条据《嘉祐本草》引"孟诜云"补入。

（四）此条据《嘉祐本草》引"孟诜云"补入。

鹿骨①

温。主安胎，下气②，杀鬼精_{（一）}，可用浸酒。

【校】

（一）《本草纲目》引此下有"久服耐老"四字。

---

① 鹿骨：味甘，性微热。有补虚劳、强筋骨、治风湿四肢疼痛及筋骨冷痹的作用。烧灰水服，可治小儿洞注下痢，煅存性研末撒敷，可治外科损伤、生肌收口。另可泡制药酒。

② 主安胎，下气：语出《名医别录》一书。

鹿角①

主痈疽疮肿②，除恶血。若腰脊痛、折伤，多取鹿角并截取尖，错为屑，以白蜜淹浸之（一），微火熬令小变色（二），曝干，捣筛令细，以酒服之（三）。轻身益力，强骨髓，补阳道（四）。

角烧飞为丹，服之至妙。但于瓷器中，寸截，用泥裹，大火（五）烧之一日，如玉粉。亦可炙令黄，末，细罗，酒服之，益人。若欲作胶③者，细破寸截，以锛水④浸七日，冷软方煮也。

又（六），妇人梦与鬼交者，鹿角末三指一撮，和清酒服，即出鬼精（七）。

又（八），女子胞中余血不尽，欲死者，以清酒和鹿角灰服方寸匕，日三夜一，甚效。

又，小儿以煮小豆汁和鹿角灰，安重舌下，日三度⑤。

---

① 鹿角：为梅花鹿或马鹿的已骨化的老角。鹿角多含有胶质、碳酸钙、磷酸钙、氮化物等成分。味咸，性温。入肝、肾两经。有活血消肿、补益肾气、强壮筋骨、除恶疮痈肿的作用。李时珍《本草纲目》曰："鹿角，生用则散热行血、消肿辟邪。熟用益肾补虚、强精活血。炼霜熬膏，则专于滋补。"

② 主痈疽疮肿：诸痈疽发背，《补缺肘后方》用鹿角烧灰，捣末，以苦酒和涂患处。此法亦治脚疮下注、丹毒等症。

③ 胶：指鹿角胶，又名白胶。味甘、咸，性温。入肝、肾两经。有温肝补肾、滋益精血的功用。鹿角熬胶益阳补肾、强精活血，总不出通督脉、补命门之用。只是鹿角胶力量稍缓，不如鹿茸之力峻。临床服用时阴虚阳亢者忌服。

④ 锛（fēn）水：蒸米之水。

⑤ 小儿以煮小豆汁和鹿角灰，安重舌下，日三度：《日华子本草》曰："小儿重舌鹅口疮，炙熨之。"

【校】

（一）《嘉祐本草》引"孟诜云"作"角，错为屑，白蜜五升淹之"。

（二）《嘉祐本草》引"孟诜云"无"色"字。

（三）《嘉祐本草》引"孟诜云"作"更捣筛服之"。

（四）《嘉祐本草》引"孟诜云"作"令人轻身益气，强骨髓，补绝伤"。

（五）大火，日本人中尾万三疑作"文火"。

（六）此条据《嘉祐本草》引"孟诜云"补入。

（七）《证类本草》"鹿角"条下引"百一方"曰："若男女喜梦与鬼交通，致恍惚者，方：截鹿角，屑三指撮，日二服，酒下。《食疗》同。"即引孟诜此方也。

（八）此条据《嘉祐本草》引"孟诜云"补入。

鹿蹄肉[①]（一）

主脚、膝、骨髓中疼痛。

【校】

（一）此条据《嘉祐本草》引"孟诜云"补入。

[①] 鹿蹄肉：《千金食治》曰："主脚、膝、骨中疼痛，不能践地。"宋朝方书《圣济总录》有"鹿蹄方"，元人忽思慧《饮膳正要》有"鹿蹄汤"，均专治风湿性关节炎、风寒脚和四肢牵急、足不践地等疾患。

鹿头肉①（一）

主消渴。夜梦见物（二）。

【校】

（一）此条据《嘉祐本草》引"孟诜云"补入。《医心方》引"鹿头肉"作"鹿头"。

（二）《千金食治》作"主消渴。多梦妄见者"。《医心方》引作"多梦，梦见物"。

鹿白臆②

凡是鹿白臆者（一），不可食。

【校】

（一）《本草纲目》作："诜曰：'九月已后，正月已前，堪食。他月不可食，发冷痛。白臆、豹文者并不可食。'"

鹿角菜③（一）

大寒，无毒，微毒。下热风气，疗小儿骨蒸热劳。丈夫不可久食，发痼疾，损经络血气，令人脚冷痹、损腰肾、

---

① 鹿头肉：日常以五味煮食，治老人糖尿病、黄瘦无力、诸药不效者。煮汁和曲米酿酒服，治虚劳不足、烦满多梦并补益精气。

② 鹿白臆（yì）：鹿胸前肉。

③ 鹿角菜：又名赤菜、猴葵、山花菜。为海萝科植物海萝的藻体。紫红色，丛生，叉状分枝，自盘状不规则。茎圆柱形，中空或组织疏松。成熟的囊果很小。多生长在中潮带和高潮带下部的岩石上。内含成分有氮、可溶盐；灰分中含钠、硅、钾、铝、磷、铁、钙、锰等。味咸，性寒。有清热除痰、消痞积、痔疮等作用。

少颜色$_{(二)}$。服丹石人食之，下石力也。出海州、登、莱、沂、密州，并有生海中。又能解面热。

【校】

（一）此条据《嘉祐本草》新补药补入，《嘉祐本草》作"见孟诜、陈藏器、陈士良、日华子"，因不易细分，故全录。

（二）《本草纲目》引孟诜文作"微毒。丈夫不可久食，发痼疾，损腰肾、经络、血气，令人脚冷痹、少颜色"。

淡竹①

淡竹上，甘竹②次。主劢逆$_{(一)}$、消渴、痰饮、喉痹、鬼痓、恶气。杀小虫，除烦热。

苦竹叶③主口疮，目热，喑$_{(二)}$哑。

苦竹筎④主下热壅。

---

① 淡竹：为禾本科植物淡竹叶的全草。又名迷身草、山鸡米、淡竹米、土麦冬、竹叶门冬青等。多年生草本，有短缩而稍木质化的根茎。其味甘、淡，性寒。有清心火、除烦热、利小便的作用。

② 甘竹：又名水竹、金竹花、光苦竹、白夹竹、罗汉竹、斑真竹。为禾本科植物甘竹的全草。多年生常绿乔木或灌木。圆筒形，有秆箨长于节间。有稻草色或灰黑色的斑点及条纹。其味甘，性凉。入胃、胆经。《名医别录》曰："主呕哕，温气寒热，吐血、崩中。"

③ 苦竹叶：为禾本科植物苦竹的嫩叶，又名伞柄竹。竹茎圆筒形，叶片披针形，边缘有细锯齿，总状小穗花序，子房狭窄，无毛。味苦，性寒。有清心热、除烦、明目、开窍、杀虫、解毒的功用。

④ 苦竹筎：除去茎秆后所剩的中间层。《本草纲目》曰："止尿血。"

苦竹根①：细剉一斤，水五升，煮取汁一升，分三服，大下心肺（三）、五脏热毒气。

苦笋②不发痰。

淡竹沥③大寒。主中风、大热、烦闷、劳复。

淡竹茹④主噎膈、鼻衄（四）。

竹实⑤通神明、轻身、益气。

箽⑥（五）淡、苦、甘外，余皆不堪，不宜人（六）。

---

① 苦竹根：苦竹的根茎。

② 苦笋：苦竹春时萌发的幼苗。味甘、苦，性寒。《本草图经》曰："苦竹出江西及闽中，笋味殊苦，不可啖。一种出江、浙，笋微有苦味，俗呼甜苦笋，食品所最贵者。"苦笋日常食用有提神助兴、清热利湿、除热气、止消渴、明目、解酒毒并去面目及口腔热等作用。

③ 淡竹沥：又名竹汁、竹油。把竹茎劈开用火烤灼后流出的液体。青黄色或黄棕色，透明，具焦香气。入药用有苦竹沥、慈竹沥、箽竹沥，主治风痓。味甘、苦，性寒。入心、胃经。有清热滑痰、镇惊利窍、清心火、化痰止渴的作用。现代临床有用于治疗脑血管意外后遗症者。

④ 淡竹茹：又名竹皮、麻巴、竹二青等。为淡竹的茎秆除去外皮后剩下的中间层。味甘，性凉。主治胃热噎膈、胃虚干呕、热呃咳逆、痰热恶心、酒伤呕吐、痰涎酸水、惊悸怔忡、心烦躁乱、睡卧不宁。

⑤ 竹实：又名竹米。为禾本科竹类植物的颖果。陶弘景云："状如小麦，堪可为饭。"《本经》曰："益气。"

⑥ 箽（jǐn）：箽竹叶，味苦，性平。《本经》曰："咳逆上气溢，筋急恶疡，杀小虫。"《名医别录》曰："除烦热风痓、喉痹、呕吐。"箽竹根，《本经》曰："作汤，益气止渴、补虚下气。"

笋①（七）寒。主逆气，除烦热，动气（八），发冷症（九）。不可多食。越有芦②及箭笋，新者稍可食，陈者不可食。其淡竹及中母笋（十）虽美，然发背闷、脚气。

又（十一），慈竹沥③疗热风，和食（十二）饮服之良。

竹笋（十三）不可共鲫鱼食之，使笋不消成症病，不能行步。

慈竹④（十四）夏月逢雨，滴汁著地，生蕛⑤似鹿角，色白。取洗之，和姜、酱食之，主一切赤、白痢。极验。

【校】

（一）主，《食疗本草》敦煌本作"治"，下同。

（二）喑，《食疗本草》敦煌本作"雍"。

---

① 笋：竹笋又名竹萌、竹芽、竹胎、初篁等。种类较多，有淡竹笋、箭竹笋、苦竹笋、刺竹笋、桃竹笋（黄笋）、篁竹笋、冬笋、笙（guì）笋（又名桂笋）、慈竹笋、慈竹气笋等。竹笋作食，由来已久，《礼记》上已有记载。诸种竹笋均有消渴利气、化痰除热、开胃的作用。李时珍曰："土人于竹笋行鞭时，掘取嫩者，谓之鞭笋。江南湖南人，冬月掘大竹根下未出土者，谓冬笋。《东观汉记》谓之苞笋，并可鲜食之，为珍品。其他则南人淡干者为玉版笋、明笋、火笋、笋丝。盐曝者为盐笋，并可为蔬食也。"

② 芦：芦笋，又名芦尖。为禾本科植物芦苇的嫩苗。味甘，性寒。《日用本草》曰："治膈寒客热，止渴，利小便，解诸鱼之毒。"《玉楸药解》曰："清肺止渴，利水通淋。"

③ 慈竹沥：慈竹茎秆烤灼后流出的液体。有清火消痰的作用。外用点眼治眼赤，揩牙治牙疼。

④ 慈竹：为禾本科植物慈竹，又名子母竹、义竹、孝竹、丛竹、酒米慈、钓鱼慈等。味甘、苦，性凉。竹叶，可清心热，治热淋、头昏、尿血。叶心，可代茶饮，解烦热、止烦渴。

⑤ 蕛（gū）：竹蕛。生在竹根上的菌。

（三）《食疗本草》敦煌本"心肺"下有"及"字。

（四）《食疗本草》敦煌本作"治噎膈脾"。

（五）箽，《食疗本草》敦煌本作"竹箽"，下无"淡"字。

（六）《食疗本草》敦煌本作"其余皆不堪入药"。

（七）此条据《嘉祐本草》引"孟诜云"补入。

（八）《医心方》作"又动气"，《食疗本草》敦煌本作"但动气"。

（九）《医心方》作"能发冷症"。

（十）《食疗本草》敦煌本引"中母笋"作"中竹笋"。

（十一）此条据《嘉祐本草》引"孟诜云"补入。

（十二）《本草纲目》"食"作"粥"。

（十三）此条据《医心方》补入。

（十四）此条据陈藏器《本草拾遗》引"张鼎《食疗》云"补入。又《经史证类大观本草》引此作"夏月逢雨，滴汁著地，生物似鹿角菜，名竹蓐。取之洗，和姜、酱食之，主一切赤、白痢，极验。张鼎《食疗》亦云"。

淡菜①_{（一）}

温。补五脏，理腰脚气，益阳事，能消食，除腹中冷气，消痃癖气。亦可烧，令汁沸出食之。多食令头闷，目暗，可微利即止。北人多不识，虽形状不典_{（二）}，而甚益人。又云：温，无毒。补虚劳损，产后血结_{（三）}，腹内冷痛。治症瘕_{（四）}，腰痛。润毛发，崩中_{（五）}，带下。烧一顿令饱，大效。

又名"壳菜"。常时频烧食即苦，不宜人。与少米先煮熟后，除肉内两边镖②及毛了_{（六）}，再入萝卜或紫苏、或冬瓜皮，同煮，即更妙。

【校】

（一）此条《嘉祐本草》作"新补见孟诜、日华子"。

（二）典，《食疗本草》敦煌本作"雅"。

（三）《食疗本草》敦煌本"虚劳"后无"损"，"产后"有"损"字。

（四）瘕，《食疗本草》敦煌本作"癖"。

（五）《食疗本草》敦煌本"崩"作"腹"。

---

① 淡菜：为贻贝科动物厚壳贻贝和其他贻贝类的贝肉。又名壳菜、海蛭、红蛤、珠菜等。可食部含蛋白质、脂肪、钙、磷、核黄素、水分等成分。味咸，性温。入肝、肾经。《本草拾遗》曰："主虚羸劳损、因产瘦瘠、血气结积、腹冷肠鸣、下痢、腰疼、带下、疝瘕。"蔡心吾曰：此物本属介类，原其气味甘美而淡，性本清凉。故藏器云：善治肾虚有热及热郁吐血、痢血、便血及血郁成瘕、留结筋脉诸疾。

② 镖（suǒ）：古同"锁"。

（六）《食疗本草》敦煌本无"了"字。

羚羊角[1]

伤寒、热毒、下血，末服之[2]，即差。又疗疝气。

又（一），角主中风筋挛，附骨疼痛，生摩和水，涂肿上及恶疮，良。又，卒热闷，屑作末，研，和少蜜服。亦治热毒痢及血痢。

羚羊（二）北人多食，南人食之，免为蛇虫所伤。和五味子（三）炒之，投酒中经宿，饮之，治筋骨急强，中风。

【校】

（一）此条据《嘉祐本草》引"孟诜云"补入。

（二）此条据《嘉祐本草》引"孟诜云"补入。

（三）一本无"子"字。

---

[1] 羚羊角：为牛科动物赛加羚羊（又名高鼻羚羊）等的角。味咸，性寒。一说味甘。入肝、心经。有平肝熄风、清热镇惊、解毒的作用。《本经》曰："主明目，益气起阴，去恶血注下，安心气。"羚羊，现行法律法规规定禁止食用。

[2] 伤寒、热毒、下血，末服之：《药性论》曰："能治一切热毒风攻注，中恶毒风卒死，昏乱不识人。散产后血冲心烦闷，烧末酒服之。主小儿惊痫，治山瘴，能散恶血。"

绿豆^①（一）

平。诸食法，作饼炙食之佳。

谨按：补益，和五脏，安精神，行十二经脉。此最为良。今人食，皆挞去皮，即有少拥_{（二）}气。若愈病，须和皮，故不可去。又，研汁，煮饮服之，治消渴。又，去浮风，益气力，润皮肉，可长食之。

【校】

（一）绿豆，《经史证类大观本草》作"豆苗"。

（二）《经史证类大观本草》"拥"作"许"。

---

① 绿豆：又名青小豆。粒粗而色鲜、皮薄而粉多者，为官绿；粒小而色深、皮厚而粉少者，为油绿。两者主疗相同。绿豆含蛋白质、脂肪、胡萝卜素、硫胺素、核黄素、钙、磷、铁等成分。蛋白质主要为球蛋白类，磷脂中有磷脂酰乙醇胺、磷脂酰肌醇、磷脂酰胆碱、磷脂酸等。味甘，性凉。绿豆有利水消暑、清热解毒的作用，临床还可以治疗痈疽、金石丹火药毒、农药中毒、铅中毒、烧伤等症。

十二画

鼋①

微温。主五脏邪气，煞百虫蛊毒，消百药毒。续筋。又，膏②涂铁，摩之便明。《淮南术》方中有用处 (一)。

张鼎云 (二)：膏涂铁 (三)，摩之便明。膏摩风及恶疮。

【校】

（一）《证类本草》作"淮南方术中有用处"。

（二）此条据《嘉祐本草》引"陈藏器余"补入。

（三）《经史证类大观本草》无"铁"字。

葫③

除风杀虫。

---

① 鼋（yuán）：又名癞头鼋、绿团鱼，为鳖科动物鼋。味甘，性平，微有毒。其肉除补五脏外，还可以去湿气。鼋甲，功同鳖甲，主瘰疬痈疽、 杀虫逐风、疥癣顽麻等症。

② 膏：《淮南万毕术》作"鼋脂"。

③ 葫：大蒜的古名。陶弘景曰："今人谓葫为大蒜，谓蒜为小蒜，以其气类相似也。"又名胡蒜、独蒜。为百合科植物大蒜的鳞茎。具有强烈的蒜臭气。新鲜鳞茎中含有水分、脂肪、蛋白质、粗纤维、灰分、维生素C以及核黄素、尼克酸、钙、铁、磷等成分。此外，还含有挥发油，主要成分为蒜素、大蒜辣素及甲基、丙基等组成的硫醚化合物、柠檬醛等成分。味辛，性温。入脾、胃、肺经。有暖脾胃、消症积、杀虫解毒的作用。现代药理分析，大蒜具有广谱抗生素的作用，对多种致病菌如葡萄球菌、肺炎球菌、脑膜炎双球菌、链球菌、白喉杆菌、结核杆菌、霍乱弧菌等都有明显的抑菌或杀菌的作用。经常食用大蒜，还能健胃、消食积、对口腔消毒。

蒜（一）久服损眼伤肝①。

治蛇咬疮：取蒜去皮一升，捣，以小便一升煮三四沸，通人即入渍损处（二），从夕至（慕）[暮]。初被咬未肿，速嚼蒜封之，六七易。又，蒜一升去皮，以乳二升煮，使烂（三）。空腹顿服之，随后饭压之，明日依前进服，下一切冷毒风气。又，独头者一枚，和雄黄、杏人研为丸，空腹饮下三丸，静坐少时，患鬼气者，当（毛）（四）[汗]出，即差。

大蒜（五）热，除风，杀虫、毒气。

【校】

（一）此条据《嘉祐本草》引"孟诜云"补入。

（二）《食疗本草》敦煌本作"渍损处"。

（三）烂，《食疗本草》敦煌本作"用"，并连下句为文。

（四）《食疗本草》敦煌本"毛"作"汗"，是，今据改。

（五）此条据《医心方》卷三十引"孟诜云"补入。

---

① 久服损眼伤肝：《本草经疏》曰："辛温走窜，无处不到，故主归五脏。脾胃之气最喜芳香，熏臭损神耗气，故久食则伤人。肝开窍于目，目得血而能视，辛温太过，则血耗而目损矣。"

葛根①

蒸食之，消酒毒。其粉②亦甚妙。

葡萄③（一）

不问土地，但收之（二）。酿酒，皆得美好。

或云：子不堪多食，令人卒烦闷、眼暗（三）。根④浓煮汁，细细饮之，止呕哕及霍乱后恶心（四）。妊孕人子（止）［上］冲心（五），饮之即下，其胎安。

平（六）。益脏气，强志。疗肠间宿水，调中。

【校】

（一）此条据《嘉祐本草》引"孟诜云"补入。

（二）卷子本作"但取藤收之"。

---

① 葛根：豆科葛属植物葛的根。又名鸡齐、黄斤、粉葛、鹿藿、鹿豆、刘头茹等。多年生草质藤本，地下有肥厚块根，外皮灰黄色，内部粉质，纤维性很强，形似薯蓣之纺锤状。葛根味甘、辛，性平。含纤维素、蛋白质、大豆黄酮、大豆黄酮苷、葛根素及大量淀粉，葛根浸剂有明显的解热作用和轻度的降压镇痉（jìng）作用。

② 粉：指葛根粉。元人忽思慧所说"葛粉羹"，是用葛粉做面条日常食用，可治疗中风、脑血管意外后遗症，对心脾风热、言语蹇（jiǎn）涩、精神昏愦、手足不遂有食疗效果。

③ 葡萄：又名蒲桃、山葫芦、草龙珠。为葡萄科植物葡萄的果实。含果糖、蔗糖、葡萄糖、木糖、苹果酸、柠檬酸、草酸、蛋白质、维生素、核黄素、胡萝卜素以及钙、磷、铁等成分。葡萄皮含矢车菊素、芍药素。种子含有油脂。其味甘、酸，性平。入肺、肾、脾经。有补气血、强筋骨、利小便的作用。

④ 根：葡萄根味甘、涩，性平。含有糖类及橡胶质等成分。有除风湿痹痛、消肿胀、利小便的作用。

（三）卷子本"堪"作"宜"。"人"下有"心"字。"烦闷"下卷子本作"犹如火燎,亦发黄病。凡热疾后,不可食之,眼暗、骨热,久成麻痹病"。

（四）哕,《食疗本草》敦煌本作"心",卷子本作"又方,其根可煮取浓汁饮之,止呕及霍乱后恶心"。

（五）卷子本作"又方,女人有娠,往往子上冲心,细细饮之,即止。其子便下,胎安好"。今据卷子本改"止"作"上"。

（六）此条据卷子本补入。《医心方》卷三十引"孟诜云"作"食之治肠间水,调中"。

葱①

叶②温。

白③平。主伤寒、壮热、出汗、中风、面目浮肿、骨节

---

① 葱：又名芤、菜伯、鹿胎、火葱、和事草。为百合科植物葱的全草。它的根、茎、叶、花、种子均为良好的食疗用品。

② 叶：葱叶味辛,性温。《千金食治》曰："归目,除肝中邪气,安中,利五脏,益目精,发黄疸,杀百药毒。"其含果糖、蔗糖、葡萄糖、麦芽糖及多种低果聚糖,又含木质素、半纤维素及少量淀粉等成分。有清热解表、祛风消肿的作用。日常食用多用来治疗感冒头痛、鼻塞无汗、面目浮肿、疮痈肿痛及跌打损伤等症。

③ 白：葱白,指葱茎部位,又名葱白头。含有挥发油,油中主要成分为蒜素。另含脂肪油,油中含棕榈酸、硬脂酸、花生酸、油酸及亚油酸等成分。黏液汁中主要成分为多糖类,其中还有纤维素、半纤维素、原果胶、水溶性果胶等成分。另含维生素C、维生素B_1、维生素B_2及少量的维生素A、烟酸等,营养成分较多。其味辛,性温。入肺、胃经。有发散解表、通阳气、解毒的作用。葱白的挥发性成分对白喉杆菌、链球菌、葡萄球菌、结核杆菌、痢疾杆菌等有抑制作用,现代临床亦多用于治疗流行性感冒、鼻炎、乳腺炎、蛔虫性急腹痛、蛲虫病、小儿消化不良等症。

头疼，损发鬓。

葱白及须①平。通气。主伤寒头痛。又，治疮中有风水肿疼(一)：取青叶②、干姜③(二)、黄蘖④相和，煮作汤，浸洗之，立愈。冬月食不宜多，只可和五味用之。上冲人(三)，五脏闭绝。虚人。患气者多食发气，为通和关节，出汗之故也(四)。少食则得，可作汤饮，不得多食，恐拨气，上冲人，五脏闷绝。切不得(五)与蜜相和食之，促人气，杀人。又，止血衄，利小便。

根(六)主疮中有风水肿疼痛者。

【校】

（一）《证类本草》下有"秘涩"两字。

（二）《证类本草》"干姜"前有"同"字。

（三）冲人，《经史证类大观本草》作"冲入"，下同。

（四）此段与下文文意相重，《嘉祐本草》引"孟诜

---

① 须：指葱的须根部位。《日华子本草》云："杀一切鱼肉毒。"葱须根、茄根煎水洗泡，可治冻伤。

② 青叶：指葱青叶。

③ 干姜：详见"生姜"条。

④ 黄蘖（niè）：黄柏，又名檗木、檗皮、黄波椤、黄伯栗。为芸香科植物黄柏或黄皮树（又名灰皮柏、华黄柏）的树皮。味苦，性寒。有清热、解毒、燥湿的功能。《本经》曰："主五脏肠胃中结热、黄疸、肠痔、止泄痢、女子漏下赤白、阴伤蚀疮。"现代临床制成浸膏用于治疗流行性脑脊髓膜炎、细菌性痢疾、慢性上颌窦炎。制成注射液，可治疗肺炎、肺结核、慢性肝炎。煎汁滴入，可治疗急性结膜炎、化脓性中耳炎。制成栓剂，可治疗滴虫性阴道炎。外敷可治疗皮肤湿疹、疮肿、痈疽发背、乳痈脐疮等，运用相当广泛。

云"作"冬葱最善，宜冬月食，不宜多，虚人。患气者，多食发气，上冲人，五脏闭绝，虚人胃，开骨节、出汗、故温尔"。可参酌。

（五）得，《证类本草》作"可"。

（六）此条据《嘉祐本草》引"孟诜云"补入

落葵①

其子②令人面鲜华可爱 (一)。取蒸，烈日中暴干，挼去皮 (二)，取仁细研，和白蜜傅之，甚验 (三)。食此菜后，被狗咬，即疮不差也。

【校】

（一）《嘉祐本草》引"孟诜云"作"悦泽人面，药中可用之"。

（二）挼，一本作"按"。《食疗本草》敦煌本无此字。

（三）《嘉祐本草》引"孟诜云"作"取蒸，曝干，和白蜜涂面，鲜华立见"。

---

① 落葵：又名天葵、承露、藤葵、木耳菜、胡燕脂、紫葵等。为落葵科植物落葵的叶或全草。叶中含黏多糖、葡聚糖、胡萝卜素、皂苷、有机酸、铁等成分。味甘、酸，性寒。入心、肝、脾、大肠、小肠经。有清热凉血、解毒消痈、通利二便的作用。

② 子：陶弘景曰："其子紫色。"《蜀本草》曰："子似五味子，生青熟黑。"

萹蓄① （一）

（萹竹）

蛔虫心痛、面青、口中沫出：临（水）［死］（二）取叶十斤，细切，以水三石三斗（三），煮如饧，去滓。通寒温（四），空心服一升，虫即下。至重者，再服，仍通宿勿食（五），来日平明服之。患治（六）常取萹竹此煮汁，澄清。常用以作饭。

又，患热黄、五痔：捣汁，顿服一升，重者再服。

丹石发，冲眼目肿痛：取根一握，洗，捣，以少水绞取汁服之。若热肿处，捣根茎傅之。

【校】

（一）《食疗本草》敦煌本作"萹竹"，《图经》云："叶如竹，茎有节，细如钗股。"陶弘景曰："萹蓄，亦呼为萹竹。"现代亦称为萹蓄，故改之。

（二）《药性论》作"临死"，《食疗本草》敦煌本作"状若死"，是知"临水"误。今改之。

---

① 萹（biān）蓄：又名萹苃（zhú）、萹蔓、道生草、疳积药、蚂蚁草、猪圈草、路边草、七星草、竹节草、牛筋草等。为蓼科植物萹蓄的全草。茎呈圆柱形，灰绿色或棕红色，光滑无毛。气微弱，味清凉。以色绿、叶多、质嫩、无杂质者为佳。其含萹蓄苷、槲皮苷、没食子酸、咖啡酸、草酸、硅酸、葡萄糖、果糖、蔗糖等成分。现代药理实验有利尿降压、抗菌止血的功能。其味苦，性寒。入膀胱经。《本经》云："主浸淫、疥瘙疽痔，杀三虫。"临床制成糖浆剂，可治疗细菌性痢疾。用鸡蛋清调敷，可治疗腮腺炎。

（三）《食疗本草》敦煌本作"以水煎至石三斗"。

（四）《食疗本草》敦煌本无此三字。此句似应在"虫即下"句前，蛔虫在腹中趋于暖处，寒邪驱散，虫即静下，不再向上攻心、胃、胆部了。

（五）《食疗本草》敦煌本作"隔宿勿食"。

（六）患治，《食疗本草》敦煌本作"若常患是疾"，文义较明。"患治"，可以理解为指患有蛔虫攻心痛这种疾病的日常治疗方法。

菜耳①

拔丁（一）肿根脚。

又，治一切风：取嫩叶一石，切，捣，和五升麦蘖，团作块，于蒿、艾中盛二十日，状成麹，取米一斗，炊作（饮）［饭］（二），看冷暖（三），入苍耳、麦蘖（麹）（四），作三大升，酿之，封一十四日，成熟，取此酒，空心腹服之，神验。封此酒，可两重布，不得全密，密则溢出。

又，不可和马肉食②。

---

① 菜（xǐ）耳：苍耳，古籍名卷耳、蓷（shī）、苓耳、地葵、常枲、常思，陶弘景作羊负来。民间称为道人头、佛耳、狗耳朵草等名。为菊科植物苍耳的茎叶。全草含苍耳苷、苍耳明、黄质宁、咖啡酸、果糖、葡萄糖、氨基酸、酒石酸、延胡索酸、硫酸钙等成分。味苦、辛，性寒。有毒。有祛风散热、解毒杀虫的作用。

② 不可和马肉食：《千金食治》曰："戴甲苍耳，不可共猪肉食，害人。食甜粥，复以苍耳甲下之，成走注，又患两胁。立秋后忌食之。"又《唐本草》"忌米泔"。

苍耳（五）温。主中风，伤寒头痛。又，丁肿困重，生捣苍耳根①、叶，和小儿尿，绞取汁，冷服一升，日三度，甚验。

【校】

（一）《食疗本草》敦煌本"丁"作"疔"。

（二）饮，《食疗本草》敦煌本作"饭"，是，今据改。

（三）《食疗本草》敦煌本无"看冷暖"三字。

（四）《食疗本草》敦煌本无"麴"字，是，今删。

（五）此条据《嘉祐本草》引"孟诜云"补入。

萩（一）

鱼骨哽方：取萩去皮，塞鼻中，少时差（二）。

【校】

（一）此条据《医心方》引"孟诜《食经》方"补入。"萩"下原校注云："萩，恐荻。"今《食疗本草》敦煌本作"荻"。受琚案：作"荻"误。萩，音秋，为萩木。《管子·禁藏篇》曰："当春三月萩室熯造。"注云："萩木郁臭以辟毒气，故烧之新造之室。"是取萩木之特殊刺激性气味以除新盖房屋之恶臭也。此处亦取萩木之嗅味刺激呼吸道，产生喷嚏或产生呕吐，从而将哽卡的鱼骨排出。这作用荻木则不具备，故作"萩"字，是。

---

① 苍耳根：含糖苷，有抗癌作用。可治疗疮、痈疽、缠喉风、丹痢疾等。此外，苍耳花，可治疗白癫顽痒、慢性皮炎。苍耳子，主风寒湿痹、四肢拘挛、恶肉死肌。

（二）差，《食疗本草》敦煌本作"愈"。

粟米^① _{（一）}

陈者^②止痢。甚压丹石热。颗粒小者是，今人间多不识耳_{（二）}。

其粱米^③粒粗大，随色别之。南方多_{（三）}畬田^④种之。极易舂，粒细，香美，少虚怯。只为_{（四）}灰中种之，又不锄治故也。得北田种之，若不锄之，即草翳死。若锄之，即难舂。都由土地使然也。但取好地，肥瘦得所由_{（五）}，熟犁，又细锄，即得（滑）［佳］_{（六）}实。

【校】

（一）此条据《嘉祐本草》引"孟诜云"补入。

（二）间，《食疗本草》敦煌本无。

（三）《食疗本草》敦煌本"多"下有"于"字。

---

① 粟米：又名粢（zī）米、粟谷、小米、硬粟、籼粟、谷子等。为禾本科植物粟的种仁。内含脂肪、灰分、蛋白氮、淀粉、还原糖等。另含油脂成分，主要是液体脂肪酸、固体脂肪酸、不皂化物等。蛋白质有谷蛋白、醇溶蛋白、球蛋白等多类，并含多量谷氨酸、脯氨酸、丙氨酸和蛋氨酸等成分。其味甘、咸，性凉。《名医别录》曰："主养肾气、去胃脾中热、益气。"做粥常食，有补中益气、除烦渴、止吐逆反胃、止泄泻的作用。

② 陈者：储存陈久者名陈粟米。味苦，性寒。《名医别录》曰："主胃热、消渴、利小便。"

③ 粱米：《本草纲目》曰："粟即粱也。穗大而毛长，粒粗者为粱；穗小而毛短，粒细者为粟。"

④ 畬（shē）田：焚烧田地里的草木，用草木灰做肥料，就地耕种的田，称为畬田。

（四）《食疗本草》敦煌本"为"作"于"。

（五）《食疗本草》敦煌本此句作"施肥"，于文义明了。

（六）滑，《食疗本草》敦煌本作"佳"，种粟米需地肥，熟犁细锄，方可得好的收获，作"佳"，是，今据改。

越瓜①

小儿夏月不可与食(一)。又，发诸疮，令人虚弱(二)、冷中。常令人脐下为㿂痛不止(三)。又，天行病后，不可食(四)。

寒。主治(五)：利阴阳、益肠胃、止烦渴。不可久食，发痢。

不得和牛乳及酪食之(六)。又，不可空腹和醋食之，令人心痛。

【校】

（一）卷子本下有"成痢、发虫"。

（二）卷子本作"案。此物动风，虽止渴，能发诸疮。令人虚，脚弱，虚不能行"。《医心方》卷三十引作"动气，虽止渴，仍发诸疮，令虚，脚不能行立"。

（三）卷子本作"令人腰脚冷，脐下痛"。

---

① 越瓜：又名生瓜、白瓜、梢瓜、菜瓜、羊角瓜。为葫芦科植物越瓜的果实。瓠果肉质，长圆筒形，外皮光滑，绿白色或淡绿色，汁多。味甘，性寒。生、熟、腌食均可。《本草拾遗》曰："利小便，去烦热，解酒毒，宣泄热气。为灰敷口吻疮及阴茎热疮。"

（四）卷子本作"患时疾后，不可食"。

（五）此条据卷子本所引补入。《医心方》卷三十引作"寒。利阳、益肠胃、止渴。不可久食"。

（六）此条据卷子本补入。

雁肪[①]

雁膏（一）可合生发膏。仍治耳聋。骨灰和泔洗头，长发。

【校】

（一）此条据《嘉祐本草》引"孟诜云"补入。

紫苏[②]（一）

除寒热，治冷气。

【校】

（一）此条据《嘉祐本草》引"孟诜云"补入。

[①] 雁肪：雁膏，为白额雁的脂肪。味甘，性平。《本经》曰："主风挛拘急偏枯、气不通利。"《名医别录》曰："长毛发须眉。"

[②] 紫苏：又名赤苏、红紫苏。为唇形科植物皱紫苏或尖紫苏的全草。含挥发油，其中有紫苏醛、精氨酸、枯酸、左旋柠檬烯、异白苏烯酮、紫苏醇等成分。近代药理分析有解热抗菌的作用，并能使血糖升高。其味辛，性温。入肺、脾经。《日华子本草》曰："补中益气。治心腹胀满，止霍乱转筋，开胃下食。"日常多用于治疗慢性气管炎，对止咳、平喘、祛痰均有疗效。

紫菜①（一）

下热气。多食胀（二）人。若热气塞咽喉，（者）［煮］汁饮之（三）。此是海中之物，味犹有毒性。凡是海中菜，所以有损人矣（四）。

【校】

（一）此条杂入"昆布"条下，今析出。

（二）胀，《食疗本草》敦煌本作"损"。

（三）煮，今本缺损作"者"。《经史证类大观本草》作"煮"，《食疗本草》敦煌本作"可煮汁饮之"，今据改作"煮"。

（四）《食疗本草》敦煌本作"皆能损人"。

鹅肉②（一）

性冷。不可多食，令人易霍乱。与服丹石人相宜③。亦发痼疾。

---

① 紫菜：又名紫英、甘海苔、索菜。主要为红毛菜科植物甘紫菜的叶状体。常见的还有圆紫菜、长紫菜等数种。干紫菜含蛋白质、脂肪、水分、碳水化合物、粗纤维、胡萝卜素以及维生素、碘等成分。其味甘、咸，性寒。有化痰软坚、清热利尿的功能。可治疗脚气、水肿、淋病、瘿瘤等。

② 鹅肉：鹅又名舒雁、家雁，有苍鹅、白鹅之分。《日华子本草》曰："苍鹅冷，有毒；白鹅凉，无毒。"入脾、肺经。有益气补虚、和胃止渴、治虚羸的作用。

③ 与服丹石人相宜：《本草求真》论鹅肉云："味甘不补，味辛不散，体润而滞，性平而凉，人服之可以解五脏之热及于服丹之人最宜者，因其病属体实气燥，得此甘平以解之也。"

【校】

（一）此条据《嘉祐本草》引"孟诜云"补入。

鹅卵

卵温。补五脏，亦补中益气。多［食］发痼疾（一）。

【校】

（一）《食疗本草》敦煌本引"多"下有"食"字，是，今据补。

鹅脂（一）

脂可合面脂。

【校】

（一）此条据《嘉祐本草》引"孟诜云"补入。

黍米①

合葵菜②食之，成痼疾。于黍米中藏干脯（一），通［气］（二）。《食禁》云：牛肉不得和黍米、白酒食之，必

---

① 黍米：为禾本科植物黍的种子。分两种类型：以秆上有毛、偏穗、种子黏者为黍；以秆上无毛、散穗、种子不黏者为稷。《本草纲目》曰："黍乃稷之粘者。"去壳黍米含粗纤维、灰分、粗蛋白、淀粉及油类，其中脂肪酸主要为棕榈酸、油酸、亚油酸、异亚油酸等，蛋白质有清蛋白、球蛋白、谷蛋白等。其味甘，性平。《吴普本草》曰："益气补中。"黍米食疗可以治疗泻痢、烦渴、胃痛、小儿鹅口疮以及汤火烫伤等。

② 葵菜：冬葵。详见"冬葵"条。

生寸白虫_{（三）}。

黍之茎^①穗_{（四）}，人家用作提拂，以将扫地。食苦瓠_{（五）}毒，煮汁饮之即止^②。又，破提扫煮取汁_{（六）}，浴之，去浮肿。又，和小豆煮汁，服之，下小便。

黍米_{（七）}性寒。患鳖瘕^③者，以新熟赤黍米^④，淘取泔汁，生服一升，不过三两度愈。谨按：性寒，有少毒。不堪久服。昏五脏，令人好睡。仙家重此。作酒最胜余粮_{（八）}。又，烧为灰，和油涂杖疮，不作瘢，止痛。不得与小儿食之，令不能行_{（九）}。若与小猫、犬食之，其脚便蜗曲，行不正，缓人筋骨，绝血脉。

晤玄子张云_{（十）}：性寒。拥诸经络气，使人四肢不振，昏昏饶睡，发风动风。不可多食。

【校】

（一）《食疗本草》敦煌本作"入干脯"。

（二）《食疗本草》敦煌本作"通气"。黍米中通气，肉脯置之方得不坏，今据补入。

（三）《食疗本草》敦煌本此句作"《食禁》云：不

---

① 黍之茎：黍茎，又名黍穰。味辛，性热。可通利小便、治通身水肿、妊娠尿血、疮肿伤风、豌豆疮等。

② 食苦瓠毒，煮汁饮之即止：《补缺肘后方》曰："中苦瓠毒，煮冷浓，饮汁数升。"

③ 鳖瘕：病证名，八瘕之一。出自《诸病源候论·症瘕病诸候》。指腹中有形状像鳖的瘕块。每因脾胃虚弱，遇冷不能正常消化肉食引起。

④ 赤黍米：丹黍米。味甘，性微寒。《本草衍义》曰："丹黍米，黍皮赤，其米黄，惟可为糜，不堪为饭。粘着难解，然亦动风。"

得和牛肉食之，黍米、白酒同食，必生寸白虫"。《千金食治》云："五种黍米，合葵食之，令人成痼疾。又以脯腊著五种黍米中藏储食，云：令人闭气。"可参考。

（四）此条原在"稷"下，今移于此。《本草纲目》引作"诜曰：醉卧黍穰，令人生疠。人家取其茎穗作提拂扫地，用以煮汁入药，更佳"。

（五）《食疗本草》敦煌本"瓠"作"瓡"。

（六）《食疗本草》敦煌本无"煮"字。

（七）此条据《嘉祐本草》引"孟诜云"补入。

（八）粮，《证类本草》本作"米"。

（九）《医心方》原校注云："仁和寺本'令'下有'儿'字。"

（十）此条据《医心方》卷三十五补入。

鲂鱼 (一)

调胃气，利五脏。和芥子酱食之，助肺气，去胃气风。消谷不化者，作脍食，助脾气，令人能食。患疳痢者，不得食。作羹臛，食宜人，其功与鲫鱼同。

【校】

（一）此条据《嘉祐本草》引"八种食疗余"补入。

犀角①

此只是山犀牛，未曾见人得水犀取其角②。此两种者，功亦同也。

其生角寒。可烧成灰，治赤痢，研为末，和水服之。又，主卒中恶心痛，诸饮食中毒及药毒、热毒、筋骨中风，心风烦闷(一)，皆差。又，以水磨取汁，与小儿服，治惊热。鼻上角尤佳。

肉微温，味甘，无毒。主瘴气、百毒、蛊(二)疰邪鬼，食之入山林，不迷失其路。除客热头痛及五痔、诸血痢。若食过多，令人烦，即取麝香少许，和水服之，即散也。

【校】

（一）《本草纲目》此下有"中风失音"四字。

（二）《经史证类大观本草》引"蛊"作"虫"。

---

① 犀角：又名低密、香犀角。为犀科动物印度犀、爪哇犀、苏门犀等的角。主要成分为角蛋白、肽类、胍（guā）衍生物、游离氨基酸、甾醇类等。后来医药界常以水牛角代替犀角，这两种角都含胆甾醇，但犀角尚含微量的其他甾醇、碱性肽类的组成氨基酸。此外，犀角有天冬氨酸，而水牛角无之。又犀角所含肽类较水牛角为少。犀角尖以磨服为佳，若在汤散中，则锉成屑服。犀角味酸、咸（一说味苦，一说味甘），性寒。入心、肝经。有清热凉血、定惊散风、解毒止痛的作用。食疗多磨汁或研末服之。孕妇忌服。犀牛，现行法律法规规定禁止食用。

② 未曾见人得水犀取其角：《本草纲目》曰："犀，有山犀、水犀、兕（sì）犀三种。又有毛犀似之。山犀居山林，人多得之。水犀出入水中，最为难得，并有二角，鼻角长而额角短。水犀皮有珠甲，而山犀无之。"

十三画

椿木^① _(一)

温。动风，熏十二经脉、五脏六腑。多食令人神昏_(二)，血气微。又，女子血崩及产后血不止，月信来多，可取东引细根一大握，洗净，以水一大升，煮汁分服，便断_(三)。亦止赤带下。

又，椿，俗名猪椿。疗小儿疳痢，可多煮汁后灌之。又，取白皮^②一握、仓粳米五十粒、葱白一握、甘草三寸炙，豉两合，以水一升，煮取半升，顿服之。小儿以意服之。枝叶与皮，功用皆同。

【校】

（一）此条据《嘉祐本草》引"孟诜云"补入。

（二）昏，《证类本草》作"不清"。

（三）《证类本草》本作"分再服便断"。

---

① 椿木：药用多取叶及树皮。椿叶，又名香椿叶、春尖叶。为楝科植物香椿的叶。含胡萝卜素、维生素B、维生素C。味苦，性平。有消炎、解毒、杀虫的作用。可治疗赤白痢疾、肠炎、子宫炎、泌尿系统疾患以及小儿头部白秃、唇口疔疮、漆疮等皮肤病症。

② 白皮：椿树干或根的韧皮。其含鞣质、甾醇、川楝素等成分。味苦涩，性凉。有去湿除热、止血杀虫的功效。

槐实[1]

主邪气、产难、绝伤。春初嫩叶亦可食，主瘾疹、牙齿诸风疼。

榆皮[2]

生榆皮利小便，主石淋。又，取叶煮食之，时复食一顿，尤良。高昌人多捣白皮为末，和菜菹食之，甚美，令人能食。仙家长服，服丹石人亦食之，取利关节故也。

生皮(一)主暴患赤肿[3]，以皮三两，捣，和三(二)年醋滓封之，日六七易(三)。亦治女人(四)妬乳[4]肿。服丹石人，采叶生服一两顿，佳。

【校】

（一）此条据《嘉祐本草》引"孟诜云"补入。

（二）《经史证类大观本草》"三"作"二"。

（三）卷子本作"又方，患石淋，茎又暴赤肿者：榆皮三两，熟捣，和三年米醋滓封茎上，日六七遍易"。

---

[1] 槐实：为豆科植物槐的果实。又名槐豆、天豆、九连灯、槐连灯等。味苦，性寒。现代药理试验有对抗葡萄球菌及大肠杆菌的抗菌作用，亦有升血糖的作用。

[2] 榆皮：榆白皮。为榆科植物榆树树皮或根皮的韧皮部。榆树又名枌（fén）、榆钱树、钻天榆等。其味甘，性平。入胃、大肠和小肠经。有通诸窍、渗湿热、行津液、消痈肿的作用。民间多食其嫩叶及果实。

[3] 主暴患赤肿：《千金备急方》有治身体暴肿满方：榆皮捣屑，随多少，杂米做粥食，小便利。

[4] 妬（dù）乳：病名。乳汁郁积之病症。

（四）卷子本"女人"下有"石痈"二字。

榆仁[①]

可作酱，食之亦甚香美。有少辛味（一），能助肺气，杀诸虫，下气，（冷）[令]人能食。又，心腹间恶气，内消之（二）。陈者尤良（三）。又，涂诸疮癣妙。又，卒患冷气、心痛（四），食之差（五）。并主（六）小儿痫（七），小便不利。

【校】

（一）卷子本作"然稍辛辣"。

（二）《嘉祐本草》引"孟诜云"及卷子本均作"消心腹间恶气"。

（三）《食疗本草》敦煌本引"尘"作"陈"。卷子本作"陈滓者久服尤良"。作"陈"是，今据改。

（四）《嘉祐本草》引"孟诜云"作"卒心痛，食之良"。

（五）差，《食疗本草》敦煌本作"愈"。

（六）主，《食疗本草》敦煌本作"治"。

（七）卷子本作"榆荚：平。右疗小儿痫疾"。

---

① 榆仁：榆荚仁，为榆树的果实或种子。有清湿热、补肺、止渴、敛心神、杀虫蛊的作用。

蒜①

主霍乱，消谷(一)，治胃，温中，除邪气。五月五日采者上。又，去诸虫毒、丁(二)肿、毒疮甚良。不可常食②(三)。

【校】

（一）《食疗本草》敦煌本"谷"作"渴"。

（二）丁，《食疗本草》敦煌本作"疔"。

（三）《嘉祐本草》引"孟诜云"作"小蒜亦主诸虫毒、丁肿甚良，不可常食"。

蒟酱③

温。散结气，治心腹中冷气(一)。亦名土荜拨。岭南荜拨尤(二)治胃气疾，巴蜀有之④(三)。

---

① 蒜：指小蒜。又名茆蒜、卵蒜、夏蒜。为百合科植物小蒜的鳞茎。外形与大蒜相似，只是细小如薤，仅有一个鳞球。《本草纲目》曰："蒜，中国初惟有此，后因汉人得葫蒜于西域，遂呼此为小蒜以别之。"又"根茎俱小而办少，辣甚者，蒜也，小蒜也。根茎俱大而办多，辛而带甘者，葫也，大蒜也"。蒜含有大蒜糖，主要由果糖组成，另含烯丙基硫化合物。味辛，性温。

② 不可常食：《千金食治》云："不可久食，损人心力。"

③ 蒟（jǔ）酱：又名枸酱、蒟子、蒟青、青蒌、香荖、大荜拨等。《本草纲目》曰："嵇含云：蒟子可以调食，故谓之酱，乃荜茇（bá，荜拨）之类也。故孟诜《食疗》谓之土荜茇。"又名扶留藤、扶恶士。为胡椒科植物蒟酱的果穗。果穗黑褐色，呈弯曲的长条状。其味辛，性温。有温中下气、散结消痰的作用，可治疗心腹冷痛、吐泻、虫痛、解酒等。

④ 巴蜀有之：《唐本草》曰："蒟酱生巴蜀，蔓生，叶似王瓜而厚大。味辛香，实似桑椹，皮黑肉白。"

（一）《本草纲目》引作"心腹冷痛，消谷"。

（二）尤，《食疗本草》敦煌本作"亦"。

（三）有之，《食疗本草》敦煌本前有"亦"字。

鹑^①（一）

温。补五脏，益中，续气，实筋骨，耐寒暑，消结气。又云：不可共猪肉食之，令人多生疮。又云：患痢人，和生姜煮食之。孟诜《食经》云：四月以后及八月以前，鹑肉不可食。

【校】

（一）此条据《医心方》卷三十补入，并参见卷十一、卷二十九引文。《嘉祐本草》作新补药，但未注出处，观其条文，与《医心方》所引相仿，录于此，供参考。其曰："鹑补五脏，益中，续气，实筋骨，耐寒温，消结热。小豆和生姜煮食之，止泻痢酥煎，令人下焦肥。与猪肉同食之，令人生小黑子疮。又，不可和菌子食之，令人发痔。四月以前未堪食，是虾蟆化为也。"

---

① 鹑：鹌鹑。又名鹎、宛鹑、赤喉鹑。其肉味甘，性平。有利水消肿、止泻痢、治小儿疳积的功效。

翘摇①

疗五种黄病，生捣汁，服一升，日二，差。甚益人，利$_{(一)}$五脏，明耳目，去热风，令人轻健$_{(二)}$。长食不厌。煮熟吃，佳。若生吃，令人吐水。

【校】

（一）《证类本草》本"利"作"和"。

（二）《食疗本草》敦煌本"便"作"健"，《证类本草》本亦作"健"，今据改。

蜀椒②

温。粒大者，主上气咳嗽、久风湿痹。又，患齿痛，醋煎含之。又，伤损成疮、中风，以面裹作馄饨，灰中炮之，使熟断开口$_{(一)}$，封其疮上，冷易热者$_{(二)}$，三五度易之。亦$_{(三)}$治伤损成弓$_{(四)}$风。又，去久患口疮、去闭口者，以水洗之，以面拌煮作粥，空心吞之三五匙，饭压之，再服差$_{(五)}$。

又，椒温，辛，有毒。主风邪腹痛，痹寒、温中，去齿痛，坚齿、发，明目。止呕逆，灭瘢，生毛发，出汗，下气，通神，去毛，益血，利五脏。治生产后诸疾，下乳汁。

① 翘摇：又名元修菜、野蚕豆、漂摇草、野豌豆、苕子、小巢菜等。为豆科植物硬毛果野豌豆的全草。一年或二年生草本，茎细柔蔓生，有棱无毛，羽状复叶，叶轴末端有卷须。总状花序腋生，荚果扁圆形。内含芹菜苷、槲皮素等成分。味辛，性平。有解表祛湿、活血止血的功能。

② 蜀椒：俗称花椒，以产于巴蜀（四川）得名。其形、味、功用与秦椒大同小异。详见"秦椒"条。

久服令人气喘促。十月勿食，及闭口者大忌。子细黑者是，秦椒白色也。

除客热，不可久食，钝人性灵（六）。

【校】

（一）《食疗本草》敦煌本作"灰中炮之使热，熟断开口"。

（二）孟诜云"秦椒"条下作"若齿痛，醋煎含之。又，损疮中风者，以面作馄饨，灰中烧之使热断，使口开，封其疮上，冷即易之"。秦椒、蜀椒功用相似，可参考使用。

（三）亦，《食疗本草》敦煌本作"下"。

（四）弓，《食疗本草》敦煌本作"邪"。

（五）差，《食疗本草》敦煌本作"愈"。又孟诜"秦椒"条下云："去闭口者，水洗面拌，煮作粥，空腹吞之，以饭压之，重者可再服，以差为度。"可参考。

（六）此条据《医心方》卷三十引"孟诜云"补入。

雉①

不与胡桃②同食，即令人发头风，如在船车内，兼发心痛。亦不与豉同食。自死足爪不［伸］（神）（一），食之，杀人。

————————

① 雉：又名华虫、疏趾、环颈雉、项田野鸡等。肉味甘、微酸，性温。有补中益气、治下痢、止消渴等作用。其肝、脑、尾均入药用。现行法律法规规定禁止食用。

② 胡桃：核桃。

山鸡①（二）主五脏②，气喘不得息者（三）。食之，发五痔。和荞麦③面食之，生肥虫。卵不与葱同食，生寸白虫。

又（四），野鸡④久食令人瘦。

又（五），九月至十一月食之（六），稍有补，它月即发五痔及诸疮疥。不与胡桃同食，菌子、木耳同食（七），发五痔，立下血。

【校】

（一）神，为"伸"字误，今据《证类本草》改。

（二）此条据《嘉祐本草》引"孟诜云"补入。《本草纲目》出为"鹖雉"条，下注出"食疗"。

（三）《本草纲目》下有"作羹臛食"四字。

（四）此条据《嘉祐本草》引"孟诜云"补入。

（五）此条据《嘉祐本草》引"孟诜云"补入。

（六）一本作"十二月"。

（七）此条据《嘉祐本草》引"孟诜云"补入。

---

① 山鸡：北方俗称。

② 主五脏：《名医别录》曰："主补中，益气力，止泄利，除蚁瘘。"

③ 荞麦：又名乌麦。详见"乌麦"条。

④ 野鸡：《广雅》称"雉"为"野鸡"。

鼠李①

微寒。主(一)腹胀满。

其根②有毒，煮浓汁含之，治匿齿。并疳虫蚀人脊骨者，可煮浓汁灌之良。

其肉主胀满(二)、谷胀，和面作饼子，空心食之，少时当泻。

其煮根汁，亦空心服一盏，治脊骨疳③。

【校】

（一）《食疗本草》敦煌本"主"作"治"。

（二）《食疗本草》敦煌本"胀满"作"腹满"。

鲈鱼④

平。主安胎，补中。作鲙尤佳。

补五脏(一)，益筋骨，和肠胃，治水气。多食宜人。作鲊犹良。

---

① 鼠李：古名牛李、椑（bēi）、鼠梓、赵李、山李子、牛筋子、牛皂子、羊史子、乌槎子等。为鼠李科植物鼠李的果实。外表黑紫色，近球形，有皱缩纹。果肉疏松，内层坚硬。果实含大黄酚、蒽酚、大黄素、山柰酚等成分。味苦、甘，性凉。入肝、肾二经。有清热利湿、消积杀虫的功能。

② 根：鼠李根皮含大黄素、芦荟大黄素、大黄酚等多种蒽醌（kūn）类。味苦，性寒。表皮红棕色，富有纤维性。可治疗风痹热毒、口中疮疮。

③ 脊骨疳：古代医学认为此症因虫食脊膂（lǚ）所致。临床症状为脊骨疼痛、低烧、面黄肌瘦、烦渴，有时伴有泄泻、食欲不振等症。

④ 鲈鱼：又名花寨，为鮨（yì）科动物。味甘，性平，一说味咸，性大温。有补益脾胃、滋润肝肾的作用。

又（二），暴干甚香美，虽有小毒，不至发病。一云多食发痎癖及疮肿，不可与乳酪同食。

【校】

（一）此条为《嘉祐本草》新补药，云"见孟诜、日华子"。今据补。

（二）此条为《嘉祐本草》新补药，云"见孟诜、日华子"。今据补。

粳米①

淮、泗之间［粳］（一）米多。京都（二）、襄州土（三）粳米亦香，坚实。又，诸处虽多，但充饥而已。

粳米②（四）平。主益气，止烦泄（五）。其赤，则粒大而香，不禁水（停）［泻］（六）。其黄绿，即实中。又，水渍有味，益人。都大（七）新熟者动气。经再年者，亦发病。江南贮仓人皆多收火稻③，其火稻宜人，温中，益气，补下

---

① 粳米：食用的大米。又名稌（tú）、硬米、嘉蔬。粳米按其米粒的黏性可分为粳稻、籼稻、糯稻等数种。粳米内含有淀粉、蛋白质、脂肪、延胡索酸、琥珀酸、甘醇酸、苹果酸等多种有机酸，还有果糖、麦芽糖、葡萄糖等单糖。其味甘，性平。有补中益气、健脾和胃、止泻痢、除烦渴、壮筋骨、长肌肉的作用。

② 粳米：《本草纲目》曰："北粳凉；南粳温；赤粳热；白粳凉；晚白粳寒；新粳热；陈粳凉。"宁原《食鉴本草》曰："粳米，即今之白晚米，惟味香甘，与早熟米及各土所产赤白大小异族四五种，犹同一类也。皆能补脾、益五脏、壮气力、止泻痢，惟粳米之功为第一耳。"

③ 火稻：《本草纲目》曰："烧山地为畬田，种旱稻者，谓之火米。"

元。烧之去芒①，舂舂米食之，即不发病耳。

又云：仓粳米②(八)：炊作干饭，食之止痢，又补中益气、坚筋(九)、通血脉、起阳道。北人炊之甕中(十)，水浸令酸，食之，暖五脏六腑气。久陈者，蒸作饭，和醋封毒肿，立瘥。又，研服之，去卒心痛。

（曰）［白］(十一)粳米汁③主心痛，止渴，断热毒痢。若常食干饭，令人热中，唇口干。

不可和仓耳食之，令人卒心痛。［若食之］(十二)，即急烧仓米灰，和蜜浆服之，不尔即死。不可与马肉同食，［食］(十三)之，发痼疾。

性寒(十四)。拥诸经络气，使人四肢不收，昏昏饶睡。发风动气(十五)，不可多食。

【校】

（一）《食疗本草》敦煌本"米"作"粳米"，是，今据补"粳"字。

（二）《食疗本草》敦煌本"都"作"师"。

（三）《食疗本草》敦煌本"土"作"上"。

（四）此条据《嘉祐本草》引"孟诜云"补入。

（五）《名医别录》作"止烦止泄"。

（六）水停，《食疗本草》敦煌本引作"水泻"，于文

---

① 芒：稻谷芒，稻谷上的细芒刺。又名稻穏、谷颖。

② 仓粳米：见"陈廪米"条注。

③ 米汁：此处指米汤。又，粳米泔，淘洗粳米时第二次滤出的米泔水。

义较明，今据改。

（七）都，叹美之词。美也，盛也。"都大"，即言丰实饱满的粳米。《本草纲目》作"大抵"，误也。《食疗本草》敦煌本作"粒大"，意相同。

（八）此条至"研服之，去卒心痛"是"陈廪米"条之文，仅引文顺序略异。

（九）"陈廪米"条引文作"坚筋骨"。

（十）中，《食疗本草》敦煌本作"半"，亦无"于"字。

（十一）"白"误为"曰"，今据《食疗本草》敦煌本及《证类本草》本改。

（十二）今据《食疗本草》敦煌本引补入"若食之"，于文义明了。

（十三）《食疗本草》敦煌本重一"食"字，于文义明了，今据补。

（十四）此条据《医心方》卷三十五"膳玄子张云"补入。

（十五）《食疗本草》敦煌本引作"动风"。

慈鸦[①]

主瘦病、咳嗽、骨蒸者，可和五味淹炙食之，良。其大

---

① 慈鸦：寒鸦，又名慈乌、孝乌。为鸦科动物寒鸦的肉。味酸，咸，性平。《本草纲目》曰："乌有四种：小而纯黑，小咀反哺者慈乌也；似慈乌而大咀，腹下白，不反哺者，鸦乌也；似鸦乌而大，白项者，燕乌也；似鸦乌而小，赤咀穴居者，山乌也。" 其肉有补气血、长肌肉、治阴虚不足、止咳嗽的作用。现行法律法规规定禁止食用。

鸦不中食，肉涩，只能治病，不宜常食也。以目睛汁注眼中①，则夜见神鬼。又"神通目法"中亦要（周）［用］（一）此物。又《北帝摄鬼录》中，亦用慈鸦卵。

【校】

（一）用，误作"周"，今改。

鲎②（一）

平。微毒。治痔，杀虫。多食发嗽并疮癣。

壳③入香，发众香气。

尾④烧焦，治肠风泻血，并崩中带下及产后痢。

脂烧，集鼠。

【校】

（一）此条《嘉祐本草》作新补药，见"孟诜、日华子"，今据补入。

---

① 以目睛汁注眼中：慈乌胆亦有明目退翳、治青光眼、烂弦风眼的作用。

② 鲎（hòu）：为鲎科动物东方鲎的肉。鲎穴居于海底沙土中，我国多产于福建、广东一带。其味辛、咸，性平。现行法律法规规定禁止食用。

③ 壳：鲎壳又名鲎甲。内服治积年呷嗽。烧灰泡酒治跌打损伤疼痛；为末敷伤口，治创伤血出不止；调茶油可敷汤火伤。

④ 尾：烧灰米汤送下，可治产后痢疾、崩中带下。

酱①

主火毒，杀百药②。发小儿无辜(一)。

小麦酱，不如豆。

又，榆仁酱，亦辛美，杀诸虫，利大、小便，心腹恶气。不宜多食。

又，芜荑酱，功力强于榆仁酱。多食落发。麇、雉(二)、兔及醢鱼酱，皆不可多食，为陈久故也③。

【校】

（一）《本草纲目》引下有"生痰动气，妊娠合雀肉食之，令儿面黑"句。

（二）《经史证类大观本草》无此字。《本草纲目》作"鹿雉"。

---

① 酱：味咸，性寒。《本草纲目》曰："面酱咸，豆酱甜；酱豆油、大麦酱、麸酱皆咸甘。"入胃、脾、肾经。有除热解毒、治时行暑热、疬毒、瘴气的功用。

② 主火毒，杀百药：《名医别录》曰："主除热，止烦满、杀百药、热汤及火毒。"

③ 麇、雉、兔及醢鱼酱，皆不可多食，为陈久故也：《本草经疏》论酱曰："酱之品不一，惟豆酱陈久者入药，其味咸、酸，冷利，故主除热、止烦满及汤火伤毒也。"

十四画

榧实^①_{（一）}

治寸白虫^②_{（二）}。日食七颗，七日满_{（三）}，其虫皆化为水_{（四）}。

平_{（五）}。多食一二升，佳_{（六）}，不发病，令人能食，消谷_{（七）}，助筋骨，行荣卫_{（八）}，明目，轻身。

主治五种痔^③_{（九）}，去三虫^④，杀鬼毒恶疰^⑤。

【校】

（一）榧实，卷子本作"棐子"。

（二）卷子本作"患寸白虫人"。

（三）卷子本作"经七日满"。

（四）卷子本作"其虫尽消作水即差"。

---

① 榧（fěi）实：榧子，又名柀子、彼子、赤果、野杉、香榧、玉山果等。为红豆杉科植物榧的种子。核果状，矩状椭圆形或倒卵状长圆形。种子表面灰黄色或淡黄棕色，外壳质硬脆，种仁卵圆形、坚实、富有油性。气微香，味微甜，性平。内种仁中含脂肪油，中以油酸、亚油酸、棕榈酸、硬脂酸为主。又含多糖、葡萄糖、草酸、鞣质、挥发油等成分。

② 寸白虫：现代医学称为蛲虫、线虫。

③ 五种痔：牡痔、牝（pìn）痔、肠痔、脉痔、血痔。《本草经疏》曰："五痔三虫，皆大肠湿热所致。苦寒能泻湿热，则大肠清宁而二证愈矣。"

④ 三虫：指三尸虫。古代人们认为人体内有三尸虫，又名三彭，上尸虫伐人眼目，居人头，令人头晕，多欲望。中尸虫居人腹部，伐人五脏，令人好食。下尸虫居人足，伐人脾肾，令人好色喜杀。榧实有杀虫的作用，所以利用它来驱除三尸虫。三尸虫的说法是迷信的，不足据。

⑤ 鬼毒恶疰：民间迷信传说的一种病症。

（五）此条据《嘉祐本草》引"孟诜云"补入。

（六）卷子本作"按《经》：多食三升、二升，佳"。

（七）卷子本作"令人消食"。

（八）卷子本作"安卫，补中，益气"。

（九）此条据卷子本补入。

槟榔①

多食发热。南人生食。闽中名橄榄子。所来北（一）者，煮熟，熏干将（二）来。

【校】

（一）《食疗本草》敦煌本"北"作"此"。

（二）《食疗本草》敦煌本"将"作"运"。

---

① 槟榔：为棕榈科植物槟榔的种子。古籍名有仁频、宾门、大腹子、洗瘴丹、马金南及青仔等。干燥药材呈圆锥形或扁圆球形，淡黄棕色或黄棕色，有网形凹纹，基部中央有圆形凹陷的珠孔，其旁有疤痕状的种脐。质坚实。味苦、辛，性温。药材含有生物碱、槟榔红色素、缩合鞣质、脂肪油等成分。临床报道槟榔多用于抗真菌、病毒及驱除绦虫、姜片虫、蜂虫、钩虫、鞭虫、蛔虫等。还可用于治疗青光眼、降低眼压。槟榔归脾、胃、大肠经。性温而辛，故能醒脾利气；味甘兼涩，故能固脾壮气。

酸枣①

平。主(一)寒热结气②，安五脏③，疗不得眠④。

【校】

（一）《食疗本草》敦煌本"主"作"治"。

蔓椒⑤

主贼风挛急。

---

① 酸枣：为鼠李科植物酸枣的果实。又名棘、樲（èr）、山枣、野枣等。其味酸，性平。《唐本草》曰："此即樲枣实也。《本经》唯用实，疗不得眠，不言用仁，今方用其仁。"盖早期酸枣入药，而仁不分，实际酸枣果肉味酸，性虽收敛，但食之反使不思睡，反而枣仁得疗失眠，正如中药麻黄发汗，麻黄根节止汗一样，入药部位不同，性能作用恰相反。《本经逢原》曰："酸枣仁，熟则收敛精液，故疗胆虚不得眠，烦渴虚汗之证；生则导虚热，故疗胆热好眠、神昏倦怠之证。"

② 主寒热结气：《本经逢原》曰："酸枣本酸而性收，其仁则甘润而性温，能散肝、胆二经之滞，故《本经》治心腹寒热、邪气结聚、酸痛血痹等证皆生用，以疏利肝、脾之血脉也。盖肝虚则阴伤而烦心，不能藏魂，故不得眠也。伤寒虚烦多汗及虚人盗汗，皆炒熟用之，总取收敛肝脾之津液也。"

③ 安五脏：《本草经疏》曰："酸枣仁，实酸平，仁则兼甘。专补肝胆，亦复醒脾。"又曰："脾主四肢。胆为诸脏之首，十一脏皆取决于胆，五脏之精气，皆禀于脾，故久服之，功能安五脏。"

④ 疗不得眠：元人朱震亨曰："血不归脾而睡卧不宁者，宜用此大补心脾，则血归脾而五藏安和，睡卧自宁。"

⑤ 蔓椒：为椒的一种。茎蔓生，子、叶似椒，故名蔓椒。又名豕椒、狗椒、樨（xī）椒、金椒等。味苦，性温。主治风湿性关节炎、历节疼痛。蔓椒根，烧末服，并煮汁浸之，疗痔疾、治中贼风、神精痉挛。故此条应为蔓椒根的食疗作用。

蓼实①

蓼子多食，令人吐水。亦通五脏拥气，损阳气②。

蓼③（一）性冷，无毒。蛇咬，捣用根、茎并傅。

【校】

（一）此条据《延寿类要》补入。

蓴④（一）

和鲫鱼作（二）羹，下气止呕⑤。多食发痔（三）。虽冷而补。热食之，亦拥气不下。甚（四）损人胃及齿。不可多食，令人颜色恶。又，不宜和醋食之，令人骨痿。少食，补大小

---

① 蓼实：蓼科植物水蓼的果实。又名蓼子、水蓼子。味辛，性温。《本经》曰："主明目，温中，耐风寒，下水气，面目浮肿，痈疡。"其有温中利水、破瘀散结及治疗浮肿、腹痛、腹胀、吐泻、皮肤疮疡、痈肿、瘰疬的功能。

② 损阳气：《药性论》曰："蓼实，多食吐水，拥气损阳。"

③ 蓼：水蓼。古籍名为蔷、虞蓼、泽蓼、辣蓼、水红花、药蓼子草、痛骨消、斑蕉草等。古代烹饪多用全草作为调味剂。味辛，性平。有祛风消肿、化湿行滞的作用。现代生药分析全草含辛辣挥发油、水蓼素、槲皮素、槲皮苷、谷甾醇、鞣质等。叶有止血及与麦角相似的镇痛功能。

④ 蓴：也作莼，又名茆（máo）、屏风、水芹、丝莼、锦带、马蹄草、缺盆草、马粟草等。为睡莲科植物莼菜的茎叶。味甘，性寒。主要含维生素B_{12}、天门冬素、脯氨酸、苏氨酸、蛋氨酸、苯丙氨酸、半乳糖、甘露糖、木糖、葡萄糖醛酸、半乳糖醛酸等成分。此外，叶背还分泌一种类似"琼脂"类的黏液，其中含有多种糖类。莼菜有厚肠胃、安下焦、清热消渴、利水消肿、解百药毒的作用，还可治疗热痢、黄疸、痈肿、疔疮等症。

⑤ 下气止呕：陶弘景曰："补，下气。杂鳢鱼作羹，亦逐水。"《唐本草》曰："合鲋鱼为清羹，食之主胃气弱，不下食者至效，又宜老人。"

肠虚气；多食损毛发①。

【校】

（一）此条据《嘉祐本草》引"孟诜云"补入。

（二）《食疗本草》敦煌本"鲫鱼"前有"鲜"字。《经史证类大观本草》无"作"字。

（三）《医心方》卷三十"发"作"动"。《本草纲目》引作"多食压丹石"。

（四）《经史证类大观本草》无"甚"字。

麹② （一）

主霍乱，心膈气痰逆，除烦，破症结。

【校】

（一）麹：为《嘉祐本草》新补药，作"见陈藏器、孟诜、萧炳、陈士良、日华子"。原文为："麹味甘，大暖。疗脏腑中风气，调中下气，开胃，消宿食。主霍乱，心膈气痰逆。除烦、破症结。及补虚，去冷气，除肠胃中塞，不下

---

① 多食损毛发：《本草汇言》曰："此草性冷而滑，和姜醋作羹食，大清胃火，消酒积，止暑热成痢。但不宜多食久食，恐发冷气，困脾胃，亦能损人。"

② 麹：又名神曲、酒母、小麦曲、六神曲。为辣蓼、青蒿、杏仁、绿豆、黄豆等药加入面粉或大麦米、糯米粉或麸皮混合后，经发酵而成的曲剂。古代有造大麦曲、小麦曲、面曲、米曲等多种方法，凡入药以陈久者炒香用，一般以六日做者良。其味甘、辛、苦，性温，无毒。有陈腐气，炒之即无。神曲中含有酵母菌，其成分有挥发油，苷类、维生素B、脂肪油等。有健脾和胃、消食调中、消胸腹胀气、治呕吐泻痢等作用。神曲药用，是借其发酵作用，以增强消化功能，但对于胃酸过多者，不宜使用。

食。令人有颜色。六月作者良，陈久者入药。用之当炒令香。六畜食米胀欲死者，煮麹汁灌之，立消。落胎，并下鬼胎。又，神麹使无毒，能化水谷宿食、症气。健脾暖胃。"《本草纲目》引："主霍乱，心膈气，痰逆，除烦，破症结。"句下注曰："出孟诜。"今依《本草纲目》单列出。

嘉鱼[①]

微温。常于崖石下孔中吃乳石沫。甚补益。微有毒。其味甚珍美也。

蜜[②] (一)

微温。主心腹邪气，诸惊痫。补五脏不足气，益中，止痛，解毒，能除众病、和百药 (二)。养脾气，除心烦闷，不能饮食 (三)。

治心肚痛，血刺腹痛及赤白痢，则生捣地黄汁和蜜一大匙，服即下。又，长服之，面如花色。仙方中甚责此物。若觉热，四肢不和，即服蜜浆一碗，甚良。又，能止肠澼，

① 嘉鱼：系脊椎动物鱼类喉鳔类鲑科。古籍别名为鮇（wèi）鱼、拙鱼、丙穴鱼等。出产于四川、广西江湖间。其形如鳟，头钝圆，鳞细小而圆滑，皮面富有黏液。其肉白如玉脂，味极美。味甘，性温，煮食之可疗肾虚消渴、劳损虚损。

② 蜜：因蜂种、蜜源、采花季节及环境等的不同，其组成均有差异。其中主要成分是果糖和葡萄糖，尚含少量蔗糖、麦芽糖、树胶、糊精以及有机酸、挥发油、色素、蜡、含氮化合物等成分。味甘，性平。入肺、脾、大肠经。有和营卫、润脏腑、通三焦、调脾胃的功能。

除口疮，明耳目，久服不饥。又，点目中热膜。家养白蜜为上，木蜜次之①，崖蜜更次。又，治癞，可取白蜜一斤、生姜二斤(四)，捣取汁，先秤铜铛，令知斤两，即下蜜于铛中，消之。又，秤知斤两，下姜汁于蜜中，微火煎，令姜汁尽，秤蜜斤两在，即休，药已成矣②。

患三十年癞者，平旦服枣许大一丸，一日三服，酒饮任下。忌生冷醋滑臭物。动用甚多，世人众委(五)，不能一一具之。

【校】

（一）蜜，这里指蜂蜜。另列"石蜜"条。

（二）《本经》曰："主心腹邪气，诸惊痫痓，安五脏诸不足，益气补中，止痛解毒，和百药。"与此引文同。

（三）《名医别录》曰："养脾气，除心烦，食饮不下，止汤澼，肌中疼痛，口疮，明耳目。"与此条文及下文引同。

（四）《证类本草》"二斤"作"三斤"。

（五）《食疗本草》敦煌本"委"作"知"。《肘后备急方》附方引作"活人众矣"。

---

① 白蜜为上，木蜜次之：白蜜为稠厚的液体，白色至淡黄色。木蜜，陶弘景云："木蜜呼为食蜜，悬树枝作之，色青白。树空及人家养作之者亦白，而浓厚味美。"

② 药已成矣：提炼纯蜜，古代多用水、火炼得及文火熬炼，去沫用之。

魁蛤①

寒。润五脏，治消渴，开关节。服丹石人食之，使人免有疮肿及热毒所生也。

鳀鱼②（一）

鲇鱼、鳠，大约相似。主诸补益。无鳞有毒，勿多食。赤目赤须者，并杀人也。

【校】

（一）鳀鱼、鲇鱼、鳠鱼形似而有小别，《图经》云："鳀鱼有三种：口腹俱大者名鳠；背青而口小者名鲇；口小，背黄，腹白者名鮠。三鱼并堪为臛，美而且补。"可知鳀鱼为此种鱼之总称。

鲚鱼③（一）

发疥，不可多食。

【校】

（一）此条据"八种食疗余"补入。

---

① 魁蛤：又名魁陆。味甘，性平，无毒。主治痿痹不仁、肠风下血、痢疾脓血等症。

② 鳀（yí）鱼：别名鳀（yǎn）、鳒、鲇、櫃额白鱼。味甘，性温。有补虚损、美颜色、利尿、通乳的作用。

③ 鲚鱼：俗称凤尾鱼、刀鱼。又名鮆鱼、望鱼、鱭鱼、毛花鱼等。为鳀科动物鲚鱼的肉。《本草纲目》曰："鲚生江湖中，状狭而长，薄如削不片，亦如长薄尖刀形。细鳞白色，腹下有硬角刺，快利若刀，肉中多细刺。"味甘，性温。近来人多食之。

鲛鱼^①（一）

平。补五脏。作鲙食之，亚于鲫鱼；作鲊鳍_{（二）}食之，并同。又，如有大_{（三）}患喉闭，取胆汁和白矾灰丸之，如豆颗，绵裹，内喉中良久，吐恶涎沫，即喉龙^②开_{（四）}。腊月取之。

【校】

（一）鲛鱼，《食疗本草》敦煌本作"鲛鱼皮"。

（二）鳍，《食疗本草》敦煌本引作"鲙"，误也。《周礼·天官·庖人》："夏行腒鳍"，疏曰："鳍谓干鱼"，即鱼干也。

（三）《食疗本草》敦煌本无"大"字。

（四）《食疗本草》敦煌本引作"喉龙即开"。

鲟鱼^③

有毒。主血淋。可煮汁饮_{（一）}之。其味虽美，而发诸药毒。鲊，世人虽重_{（二）}，尤不益人。服丹石人不可食，令

---

① 鲛鱼：俗称鲨鱼。又名鲭（cuò）鱼、沙鱼、鳂鱼、瑰雷鱼等。为皱唇鲨科动物白斑星鲨或其他鲨鱼的肉。味甘、咸，性辛。东南沿海一带民众喜食。其有消肿化瘀的作用。此外，鲛鱼皮，味甘、咸，能解诸鱼毒、杀虫、治食鱼鲙成积不消。鲛鱼翅，即鲨鱼的鳍，味甘、咸，性滑，有益气开胃、补五脏、消瘀积利水的作用。鲛鲨白，即鲨鱼的鳔，又曰鳘（zhú）鳂（yí），味甘、咸，性滑利。有补心益肺、消痰下水、养精固气、滋阴补阳的作用。现行法律法规规定禁止食用。

② 喉龙：喉咙。

③ 鲟鱼：身体细长，为鳣（zhān）鱼科之鲟。无鳞，背色青，腹色白，颊有青斑纹，状如梅花。肉色洁白，味亚于鳣。味甘，性平，无毒。鲟鱼子，味美，可杀腹内寄生虫。

人少气，发一切疮疥，动风气。不与干笋同食，发瘫缓 (三) 风。小儿不与食，结 (四) 症瘕及嗽。大人久食，令人卒心痛，并使人卒患腰痛。

【校】

（一）《证类本草》"饮"作"食"。

（二）《食疗本草》敦煌本引作"重之"。

（三）《食疗本草》敦煌本、《证类本草》"缓"均作"痪"。

（四）《食疗本草》敦煌本"结"前有"因"字。

熊肉①

平。味甘，无毒。主风痹、筋骨不仁。若腹中有积聚寒热者，食熊肉，永不除差 (一)。

【校】

（一）《本草纲目》注出"张鼎"。又，《食疗本草》敦煌本作"永不能愈"。《千金食治》曰："味甘、微寒、微温，无毒。主风痹不仁、筋急五缓。若腹中有积聚、寒热羸瘦者，食熊肉病永不除。"与本条主治相同。

---

① 熊肉：有补虚损、益气血、强筋骨、润肌肤的作用。熊属国家一级保护动物，现行法律法规规定禁止食用。

熊胆①

寒。主时气盛热、疳䘌②、小儿惊痫。十月勿食，伤神₍一₎。小儿惊痫、瘛疭③，熊胆两大豆许，和乳汁及竹沥服，并得去心中涎，良。

【校】

（一）此句《本草纲目》注作"张鼎"。

熊骨④

煮汤浴之，主历节风，亦主小儿客忤。

熊脂⑤

微寒，甘、滑。冬中凝白时取之，作生无以偕也₍一₎。脂入拔白发膏中用，极良。脂与猪脂相和燃灯，烟入人目中，令失光明。缘熊脂烟损人眼光。

【校】

（一）《食疗本草》敦煌本无此句。

---

① 熊胆：干燥胆囊呈长扁卵形，胆囊内有干燥胆汁，习惯称"胆仁"。药用以气微清香或微腥，入口即溶化，味极苦，清凉而不粘牙、个大、胆仁金黄色、透亮、味先苦后甜者为佳。熊胆入心、肝、脾、胆、大肠经，有清热镇痛、明目平肝、杀虫的作用。

② 主时气盛热、疳䘌：《唐本草》曰："疗时气热盛变为黄疸，暑月久利，疳䘌心痛。"

③ 瘛（chì）疭（zòng）：筋脉痉挛。

④ 熊骨：药用多取四肢骨。味咸、微辛，性温。因熊骨能除风湿，故可以治疗风湿性关节炎、类风湿性关节炎。熊骨泡制酒，可舒筋活血、消关节肿胀疼痛。

⑤ 熊脂：又称熊白、熊油。色白微黄，气微香，略似猪脂。以秋末冬初猎取者脂肪最为肥满。熊脂有补虚损、强筋骨、润肌肤、强心的作用。

十五画

樗木①

主疳痢，杀蛔虫。又名臭椿(一)。若和猪肉、热面频食，则中满，盖壅经脉也。

【校】

（一）《食疗本草》敦煌本"椿"作"椿"。

樝子②(一)

平。损齿及筋，不可食。亦主霍乱转筋。煮汁食之，与木瓜功稍等③。余无有益人处。江外常为果食(二)。

【校】

（一）此条《嘉祐本草》附在"木瓜"条下，今别出

---

① 樗（chū）木：为苦木科植物臭椿，又名山椿、虎目、鬼目、虎眼树、大眼桐等。《本草图经》曰："椿木、樗木，二木形干大抵相类，但椿木实而叶香可啖；樗木疏而气臭。北人呼樗为山椿，江东人呼为鬼目。叶脱处有痕如樗蒲子，又如眼目，故得此名。"樗木叶含维生素C、异槲皮苷，可洗疮疥、风疽。其皮名樗白皮、臭椿皮、樗根皮。根皮中含鞣质、苦楝素、苦木素、臭椿苦酮、臭椿苦内酯等成分。其味苦、涩，性寒。有清热燥湿、杀虫止泻、止血的作用。现代临床多用于治疗急性细菌性痢疾、阿米巴痢疾、蛔虫疤、子宫颈癌等。

② 樝（zhā）子：《雷公炮炙论》谓"和圆子"。为蔷薇科植物木桃的果实。入药者椭圆形，顶端有凹窝，棕红色至暗红色。质坚实，气微香。味酸、涩。

③ 与木瓜功稍等：《本草纲目》曰："木瓜酸香而性脆，木桃酢涩而多渣，故谓之樝。樝子乃木瓜之酢涩者，小于木瓜，色微黄，蒂核皆粗，核中之子小圆也。按王祯《农书》云：'樝似小梨，西川唐邓间多种之，味劣于梨，与木瓜同，入煮煮汤，则香美过之。'"

一条。

（二）卷子本引此条作："平。多食损齿及损筋，唯治霍乱转筋，煮汁饮之。与木瓜功相似，而小者不如也。昔孔安国不识，而谓之不藏，今验其形，小况相似。江南将为果子，顿食之，其酸涩也，亦无所盖。俗呼为柠梨也。"

樱桃①（一）

热。益气。多食无损。

又云：此名"樱"，非桃也。不可多食，令人发暗风②。东行根③疗寸白、蚘虫。

【校】

（一）此条据《嘉祐本草》引"孟诜云"补入。

橡实④

主止痢。不宜多食。

---

① 樱桃：为蔷薇科植物樱桃的果实。古籍名含桃、荆桃、朱樱、朱果、樱珠等。味甘，性温。《名医别录》曰："主调中，益脾气。"

② 不可多食，令人发暗风：陶隐居曰："寒热病不可食。"《日华子本草》曰："多食令人吐。"《本草图经》曰："食之调中益气，美颜色。虽多无损，但发虚热耳。惟有暗风人不可啖，啖之立发。"

③ 东行根：樱桃根。味甘，性平。煎汤服可治疗肝经火旺、妇女气血不和，并能驱除腹内寄生虫。

④ 橡实：古籍名芧栗、橡栗、梂（qiú）、皂斗、柞子、栎子、麻沥果等。为壳斗科植物麻栎的果实。果实外壳坚硬，卵球形或卵状长圆形，淡褐色。内含淀粉、脂肪油、鞣质等。味苦涩，性温。有涩肠固脱、保精止血的功能。

橄榄①(一)

主鳜鱼②(二)毒，汁服之，中此鱼肝、子毒，人立死，惟此不能解(三)。生(四)岭南山谷。树大数围(五)，实长寸许。其子先生者向下，后生者渐高。八月(六)熟，蜜藏极(七)甜。

【校】

（一）此条据《嘉祐本草》引"孟诜云"补入。

（二）鳜鱼，《食疗本草》敦煌本作"鮵（duó）鱼"。

（三）橄榄能解鳜鱼毒，"惟"疑为"非"字之误，言若中鳜鱼肝、鱼子毒，非橄榄莫能除毒。

（四）生，《证类本草》作"出"。

（五）《证类本草》作"大树阔数围"。

（六）《证类本草》"八月"前有"至"字。

（七）极，《食疗本草》敦煌本作"橄"。

---

① 橄榄：孟诜又作"橄桵（yǎn）"。其又名忠果、青果、谏果等。为橄榄科植物橄榄的果实。味甘、涩、酸，性平。内含蛋白质、脂肪、碳水化合物、挥发油、维生素C以及钙、磷、铁、香树脂醇等。有清肺、利咽、生津、解毒的作用。

② 鳜（guī）鱼：河豚。

醋①

治痃癖②，醋煎大黄③生者，甚效。用米醋④佳，小麦醋⑤不及，糟［醋］⑥多妨忌（一）。大麦醋⑦微寒。余如小麦也。气滞风壅，手臂、脚膝痛，炒醋糟⑧裹之，三两易，当差（二）。人多食，损腰肌藏⑨（三）。

---

① 醋：又名酢、苦酒、淳酢、醯（xī）、米醋等，为米、麦、高粱或酒、酒糟等酿成的含有乙酸的液体。味酸苦，性温。入肝、胃经。《初录》曰："消痈肿，散水气，杀邪毒。"并可预防流行性感冒、流行性脑脊髓膜炎、胆道蛔虫、蛲虫、石灰烧伤等症。

② 痃癖：这是两种病症，痃指愤怒后饮食不当、食气相搏、痰火附之、积聚肚脐左右隆起。癖症也多由饮食无节或精血亏损，以致邪冷之气积聚于肋间。按之无物，疼痛时有包块隆起。这两种病症起因相同，临床表现相似，故常连称。

③ 大黄：又名黄良、火参、肤如、将军、川军等。味苦，性寒。入胃、大肠、肝经。《本经》曰："下瘀血，血闭，寒热，破症瘕积聚，留饮宿食，荡涤肠胃，推陈致新，通利水谷，调中化食，安和五脏。"但大黄属于峻下之品，凡身体虚弱之人，切勿服用。

④ 米醋：《本草纲目》曰："米醋，三伏时用仓米一斗，淘净蒸饭，摊冷盦（ān）黄，晒簸，水淋净。别以仓米二斗蒸饭，和匀入瓮，以水淹过，密封暖处，三七日成矣。"

⑤ 小麦醋：《本草纲目》曰："用小麦水浸三日，蒸熟盦黄，入瓮水淹，七七日成矣。"

⑥ 糟醋：糟、糠等均可酿醋，但品质低劣，多不入药。

⑦ 大麦醋：《本草纲目》曰："用大麦米一斗，水浸蒸饭，盦黄晒干，水淋过，再以麦饭二斗和匀，入水封闭，三七日成矣。"

⑧ 醋糟：为米、麦、高粱等酿醋后所余的残渣。其味酸，微寒，无毒。入药多用三伏造者良。

⑨ 人多食，损腰肌藏：陶弘景曰："酢酒不可多食之，损人肌脏耳。"

醋（四）多食损人胃，消诸毒气，能治妇人产后血气运①，取美清醋，热（五）煎，稍稍含之，即愈。

又，人口有疮，以黄蘗皮②醋渍含之，即愈。

又，中（六）牛马疫病，和（七）灌之。服诸药（八），不可多食。不可与蛤肉同食，［因］相反（九）。

又，江外人多为米醋，北人多为糟醋，发诸药，不可同食。研青木香服之（十），止卒心痛、血气等。

又，大黄涂肿，米醋飞丹用之。

【校】

（一）《食疗本草》敦煌本引"食疗"作"糟醋多妨忌"，《本草纲目》作"糟醋为多妨忌也"，作"糟醋"是，下文正有"北人多为糟醋"句，今据补"醋"字。又《本草纲目》下又有"大麦醋良"一句。

（二）《食疗本草》敦煌本"差"作"瘥"。

（三）《食疗本草》敦煌本作"多食损腰胃脏"。

（四）此条据《嘉祐本草》引"孟诜云"补入。

（五）《经史证类大观本草》无"热"字。《食疗本草》敦煌本引《医心方》卷三十引"孟诜云"作"消诸毒

---

① 血气运：运，即是"晕"，音近相通用。妇人产后血晕，可烧红铁，放入醋中，立刻产生有特殊气味的气体，可刺激神经系统，使病人从昏厥中苏醒过来。又，《随息居饮食谱》治产后血晕："用铁器烧红，更迭淬醋中，就病人之鼻以熏之。"

② 黄蘗皮：黄柏皮。黄柏又名檗木、黄蘗。古代黄柏及树皮同入药，有时不再细分。其皮苦，性寒，色黄。有清热燥湿、泻火解毒的作用。

气，杀邪毒，妇人产后血运，含之，即愈"。

（六）《经史证类大观本草》"中"字作"治"。

（七）《食疗本草》敦煌本引无"和"字。

（八）《食疗本草》敦煌本引作"服诸药时"。

（九）《食疗本草》敦煌本引作"因相反"，于文义明了，今据补。

（十）《医心方》引作"孟诜食经治心痛方：酢研青木香服之"。

蕺①（一）

温。小儿食之，三岁不行（二）。久食之，发虚弱，损阳气，消精髓，不可食。

【校】

（一）此条据《嘉祐本草》引"孟诜云"补入。

（二）《医心方》引作"小儿食蕺菜，便觉脚痛，三岁不行"。

---

① 蕺：鱼腥草的原名。古籍名有岑草、菹菜、菹子、侧耳根、猪鼻孔、九节莲、重药、秋打尾、狗子耳、臭菜、奶头草、紫背鱼腥草、鱼鳞真珠草等。民间食用广泛，出产地多，故俗称也多。其为三白草科植物蕺菜的带根全草。具有鱼腥气味。全草含挥发油，油中含抗菌成分鱼腥草素、癸醛、癸酸、月桂烯、月桂醛等。现代药理分析，其有抗菌、抗病毒、利尿、止血、镇痛、促进组织再生等作用。

蕨①

寒，补五脏不足。气拥经络筋骨间，毒气，令人脚弱不能行（一）。消阳事，令眼暗、鼻中塞、发落，不可食（二）。又，冷气人食之，多腹胀。小儿不可食之，立行不得也（三）。

【校】

（一）此处文义不明，疑有脱字。当言多食蕨菜，气壅经络筋骨间，产生脚弱不能行走的疾病。现代药理分析蕨菜含有硫胺酶及其他有毒性物质，对全骨髓造血系统有伤害，特别是抑制红细胞的生成及血小板、白血球的减少，产生皮下广泛的点状出血症。动物试验，牛食大量此草，有小肠伤害、溃疡、血尿以及膀胱肿瘤。给白鼠喂食，也产生小肠癌变，因此食之不可过量。

（二）《医心方》卷三十引作"令人脚弱不能行，消阳事，缩玉茎。多食令人发落、鼻塞、目暗"。

（三）此条据《医心方》卷三十所引补入。《本草纲目》引作"小儿食之，脚弱不能行"。

---

① 蕨：为凤尾蕨科植物蕨的嫩叶，又名蕨萁、鳖脚、龙头菜、山凤尾、如意草、三叉蕨、猫爪子、高沙利等。味甘，性寒，有毒。有清热化痰、降气滑肠、利水道、消食嗝的作用。其根、茎即蕨根，又名小角、乌角，亦有清热利湿、利水道、安五脏的作用。根茎中含有蕨粉、淀粉类的物质，可供食用及糊料。但新鲜根茎中含多量绵马素、硫胺酶，过量食用，易致中毒。

蝮蛇①

主诸蜃。

肉②疗癞，诸瘘，下结气，除蛊毒。如无此疾者，即不假食也。

蝟（一）肉③

可食。以五味汁淹，炙食之，良。

谨按：主下焦弱，理胃气（二），令人能食。又有一种，村人谓之豪猪，取其肚，烧干，和肚屎用之，捣末（三），细罗（四），每朝空心温酒调二钱匕，有患水病鼓胀者，服此豪猪肚一个便消，差（五）。此猪多食苦参④，不理冷胀，只理热风水胀，形状样似蝟鼠。

【校】

（一）蝟，今字作"猬"。

（二）《嘉祐本草》引"孟诜云"作"蝟，食之肥下焦，理胃气"。

（三）《食疗本草》敦煌本"末"作"米"。

---

① 蝮蛇：《名医别录》曰："主蜃疮。"《外台秘要》曰："疗诸漏。"故此恐为胆的主治。

② 肉：蝮蛇肉味甘，性温，有毒。《名医别录》曰："酿作酒，疗癞疾，诸瘘，心腹痛，下结气。"取其以毒攻毒也。临床还治疗麻风病、破伤风、瘰疬痔疾等，作为食疗，应慎重。

③ 蝟肉：味甘，性平，无毒。主治呃噎反胃、胃脘痛、痔瘘等。

④ 苦参：味苦，性寒。入肝、肾、大肠、小肠经。有清热燥湿、杀虫的作用。

（四）《食疗本草》敦煌本"罗"作"筛"。

（五）《食疗本草》敦煌本"差"作"瘥"。

蝟脂^①（一）

主肠风、痔瘘。可 _{（二）} 煮五金八石^②。与桔梗^③、麦门冬^④反，恶。

【校】

（一）此条《政和经史证类本草》本与蝟肉连文，《食疗本草》敦煌本作"脂"条，今据别出。又《嘉祐本草》引"孟诜云"无"主肠风、痔瘘"句。

（二）《食疗本草》敦煌本前有"又"字。

蝟骨

不得食其骨也。其骨能瘦人，使人缩小也 _{（一）}。

【校】

（一）《嘉祐本草》引"孟诜云"作"不得食骨，令人瘦小"。

---

① 蝟脂：味甘，性平，无毒。《本草拾遗》曰："主耳聋，可注耳中。"《日华子本草》曰："治肠风泻血。"

② 五金八石：指古代冶炼外丹的原材料。

③ 桔梗：又名卢如、白药、利如、房图、荠苨、四叶菜、沙油菜、山铃铛花等。味苦、辛，性平。入肺、胃经。有宣通肺气、祛痰排脓的作用。

④ 麦门冬：麦冬。为百合科植物沿阶草的块根。又名羊韭、羊荠、随脂、阶前草、家边草等。味甘，微苦，性寒。有养阴润肺、除烦清心、益胃生津的作用。

蝟皮①

其皮可烧灰，和酒服，及炙令黄，煮汁饮之，主胃逆②(一)。

[又]_(二)，细剉，炒令黑，入丸中，治肠风③、鼠_(三)妳痔④，效。

【校】

（一）《嘉祐本草》引"孟诜云"作"皮烧灰，酒服，治胃逆。又，煮汁服，止反胃"。

（二）《食疗本草》敦煌本引有"又"字。受琚案：此处是指两种不同的炮制及服法，用"又"字隔开，条理清楚。今据补。

（三）《食疗本草》敦煌本引"鼠"作"瘤"。

稷米⑤(一)

益诸不足_(二)。山东多食。服丹石人发热，食之热消也。发三十六种冷病气。八谷之中，最为下苗。黍乃作酒，此乃作饭，用之殊途⑥。不与瓠子同食，令冷病发。发，即黍

---

① 蝟皮：刺猬皮，也称仙人衣。味苦，性平。有降气定痛、凉血止血的作用。

② 主胃逆：《普济方》治反胃吐食，用猬皮烧灰，酒服或煮汁，或五味腌炙食。

③ 肠风：肠炎、痢疾类疾病。

④ 鼠妳痔：《简要济众方》治肠痔下部如虫啮，用猬皮烧末，生油和敷之。

⑤ 稷米：为禾本科植物黍的种子中性质不黏者。古籍名为穄米、穄米或糜子米。味甘，性平。入脾、胃两经。《千金食治》云："益气安中，补虚和胃，宜脾。"

⑥ 黍乃作酒，此乃作饭，用之殊途：《本草纲目》曰："稷与黍一类二种也。粘者为黍，不粘者为稷。稷可作饭，黍可酿酒，犹稻之有粳与糯也。其色有赤、白、黄、黑数种，黑者禾稍高，今俗通呼为黍子，不复呼稷矣。"

酿汁（三），饮之，即差（四）。

【校】

（一）此条据《嘉祐本草》引"孟诜云"补入。

（二）《医心方》卷三十引作"益气，治诸热，补不足"。

（三）《食疗本草》敦煌本引"即"作"以"，"酿"作"穰"。

（四）《本草纲目》引下有"又不可与附子同服"句。

鲤鱼目

刺在肉中，中风水肿痛（一）者，烧鲤（二）鱼眼睛作灰，内（三）疮中，汁出即可。

【校】

（一）《食疗本草》敦煌本引无"痛"字。

（二）《食疗本草》敦煌本"鲤"作"鲙"。

（三）《食疗本草》敦煌本引"内"作"纳"。

鲤鱼肠①

主小儿腹中疮。

---

① 鲤鱼肠：《本草纲目》曰："聤（tíng）耳有虫，鲤鱼肠同酢捣烂，帛裹塞之；痔瘘有虫，切断炙熟，帛裹坐之，俱以虫尽为度。"可参酌。

鲤鱼肉①

肉白煮食之，疗水肿脚满，下气②。腹中有宿癥，不可食 (一)，害人。久服天门冬③人，亦不可食。

鲤鱼鲊④不得和豆藿叶食之，成瘦。

凡修理可去脊，去两筋及黑血，毒故也 (二)。炙鲤鱼，切忌烟，不得令熏着眼，损人眼光，三两日内必见验也。

又，天行病后不可食⑤，再发即死。其在砂石中者，有毒，多在脑中 (三)，不得食头。

【校】

（一）《嘉祐本草》引"孟诜云"作"腹有宿癥不可食"，《食疗本草》敦煌本引同。

（二）《嘉祐本草》引"孟诜云"作"又修理，可去脊上两筋及黑血，毒故也"。《医心方》卷三十作"又每食应

---

① 鲤鱼肉：鲤鱼因产地、季节、环境、年龄、营养状况等而有差异。其味甘，性平。入脾、肾经。有利水消肿、下气通乳的作用。故能发散风寒、平肺通乳、解肠胃及肿毒之邪。

② 下气：《补缺肘后方》治卒肿满，身面皆洪大：鲤鱼一头，醇酒三升。煮之，令酒干尽，乃食之，勿用醋及盐、豉他物。民间多沿用之，特别是对肾盂肾炎、急性肾炎、慢性肾炎、下肢浮肿等症有很好的食疗效果。临床服用有时还加入黄豆、赤小豆同煮，以增加利尿消肿的作用。

③ 天门冬：详见"天门冬"条。

④ 鲤鱼鲊：《本草拾遗》曰："破冷气痃癖气块，横关伏梁，作鲙以浓蒜齑食之。"

⑤ 天行病后不可食：《本草衍义》曰："鲤鱼，《素问》曰：鱼热中。王叔和曰：热则生风。食之所以多发风热。万一风家更使食鱼，则是贻祸无穷矣。"故流行性病患者初愈恢复期，忌食鲤鱼。

断去脊上两筋及脊内黑血，此是毒故也"。

（三）《嘉祐本草》引"孟诜云"无"有"字，《食疗本草》敦煌本同。《医心方》卷三十作"又砂石中者，毒多在脑髓中，不可食其头"。

鲤鱼胆①

主(一)除目中赤及热毒痛，点之良。

【校】

（一）《证类本草》"主"作"生"。

鲤鱼脂

主诸痫，食(一)之良。

【校】

（一）《食疗本草》敦煌本"食"作"热"。

鲤鱼子

其鱼子不得合猪肝食之。

鲤鱼血②

主小儿丹毒，涂之即差。

---

① 鲤鱼胆：味苦，性寒。有清热明目、散翳消肿的作用。又，《本草拾遗》曰："主耳聋，滴耳中。"

② 鲤鱼血：《唐本草》曰："涂小儿丹肿及疮。"民间亦有用鲤鱼血治口眼歪斜者，向左歪涂右，向右歪涂左。

鲤鱼鳞①

烧烟绝，研，酒下方寸(一)，破产妇滞血。

【校】

（一）《食疗本草》敦煌本作"方寸匕"，有"匕"于文义明了，今据补。

鲫鱼肉②

食之，平胃气，调中(一)，益五脏。和莼作羹良③(二)。作鲙食之，断暴下痢(三)④。和蒜食之，有少热，和姜、酱食之，有少冷。又，夏月热痢可食之，多益，冬月中则不治也(四)。

食鲫鱼不得食沙糖，令人成疳虫(五)。丹石热毒发者，取莜首，和鲫鱼作羹食，一两顿即差。

又(六)，鲫鱼与鰤⑤其状颇同，味则有殊。鰤是节化，鲫是稷米化之。其鱼腹上尚有米色。宽大者是鲫，背高腹狭小

---

① 鲤鱼鳞：有散血、止血的作用，临床用多烧作灰。

② 鲫鱼肉：鲫鱼又名鲋鱼、鲫瓜子、鲫皮子、肚米鱼等。其肉味甘，性平。入脾、胃、大肠经。有和五脏、通血脉、健脾利湿、消积滞的作用。广为民众所喜食。

③ 和莼作羹良：《唐本草》曰："合莼作羹，主胃弱不下食。"

④ 作鲙食之，断暴下痢：唐昝殷《食医心镜》有鹘突羹治疗脾胃气冷，不能下食，虚弱无力：取鲫鱼半斤，细切，起作鲙，沸豉汁热投之，着胡椒、干姜、莳萝、橘皮等末，空心食之。鲫鱼同茴香煮食，可治小肠疝气；同猪蹄煮食，可下乳汁、治产后臂痛抽筋。

⑤ 鰤（jié）：《本草图经》曰："有一种背高腹狭小者名鰤鱼，功用亦与鲫同，但力差劣耳。又黔州有一种重唇石鲫鱼，亦其类也。"

者是鰤，其功不及鲫。

【校】

（一）《延寿类要》"调中"作"润中"。《经史证类大观本草》作"和中"。

（二）《嘉祐本草》引"孟诜云""羹"后有"食"字。《大观本草》引作"以菜"。

（三）《医心方》卷三十无"下"字。《经史证类大观本草》引"断"作"止"。

（四）《延寿类要》作"《食疗》云：夏月热痢，可食之，多益，冬月不治也"。

（五）《本草纲目》作"和蒜食，少热。同沙糖食，生疳虫。张鼎"。

（六）此条据《嘉祐本草》引"孟诜云"补入。

鲫鱼骨①

烧为灰，傅疐疮上，三五度差 （一）。

【校】

（一）此条《本草纲目》注出"张鼎"。

---

① 鲫鱼骨：骨灰治咳嗽、痢疾。又，《唐本草》曰："头灰主小儿头疮、口疮、重舌、目翳。"

鲫鱼子

谨按：其子_(一)调中，益肝气_(二)。凡鱼生子，皆粘在草上及土中。寒冬月水过后，亦不腐坏。每到五月三伏时雨中，便化为鱼。

【校】

（一）《嘉祐本草》引"孟诜云""其子"作"鲫鱼子"。

（二）《嘉祐本草》引"孟诜云""益肝气"后有"尔"字。

十六画

橙[①]

温。去恶心，胃风。取其皮[②]和盐贮之。

又，瓤去恶心，和盐、蜜细细食之。

醍醐[③]

平。主风邪，通润骨髓。性冷利。乃酥之本[④]，精液也。

薤[⑤]

轻身耐老。

疗金疮，生肌肉，生捣薤白，以火封之，更以火就炙，令热气彻 (一) 疮中，干则易 (二) 之。白色者最好[⑥]。虽

---

① 橙：为芸香科植物香橙的果皮。香橙又名黄橙、金橙、金球、蟹橙等。其中含橙皮苷、苹果酸、柠檬酸、琥珀酸、糖类、果胶和维生素等成分。另还含挥发油，其中以香豆精、醛、酮、醇等类为主。其味酸，性凉。

② 皮：《本草纲目》曰："橙皮和盐贮食，止恶心、解酒病。"

③ 醍（tí）醐（hú）：为牛乳制成的食用脂肪。一般成分有蛋白质、碳水化合物、核黄素、尼克酸、钙、维生素A等。其中主要成分是脂肪，又以饱和脂肪酸、不饱和的油酸、花生酸、亚油酸、亚麻酸为主。有补诸虚、滋阴润燥、添骨髓、润肌肤的作用。

④ 酥之本：《唐本草》曰："醍醐，生酥中，此酥之精液也。好酥一石，有三、四升醍醐，熟杵炼，贮器中，待凝，穿中至底，便津出得之。"

⑤ 薤：又名薤白、荞子、菜芝、藠头、宅蒜、小独蒜、大头菜子等。为百合科植物小根蒜或薤的鳞茎。味辛、苦，性温。入心、肝、肺经。是通气开窍、助阳之佳品也。

⑥ 白色者最好：《唐本草》曰："白者补而美，赤者主金疮及风。"

有辛气，不荤人五脏(二)。

又，发热病，不宜多食。三月勿食生者①。

又，治寒热，去水气，温中，散结气，可作羹。

又，治女人赤白带下。学道人长服之，可通神(四)，安魂魄(五)，益气，续筋力。骨鲠在咽不去者，食之即下。

薤(六)疗诸疮中风水肿，生捣，热涂上，或煮之。

薤(七)可作宿菹，空腹食之。

【校】

（一）彻，《食疗本草》敦煌本作"散"。

（二）易，《食疗本草》敦煌本作"汤"。

（三）《食疗本草》敦煌本引"孟诜云"作"虽有辛，不荤五脏"。

（四）《医心方》卷三十引作"长服之，可通神灵，甚安魂魄，续筋力"。

（五）《医心方》卷三十引作"甚安魂魄"。

（六）此条据《嘉祐本草》引"孟诜云"补入。

（七）此条据《医心方》卷六引"孟诜《食经》云"补入。原属"心腹胀满方"条的内容。

---

① 三月勿食生者：黄帝云："薤不可共牛肉作羹食之，成瘕疾。十月、十一月、十二月勿食生薤，令人多涕唾。"阴虚发热病人不宜食之。

薯蓣①

治头疼，利丈夫，助阴力②。和面作馎饦（一），则惟（二）动气，为不能制面毒也。熟煮和蜜，或为汤煎，或为粉，并佳。干之，入药更妙也（三）。

【校】

（一）《食疗本草》敦煌本"馎饦"作"馄饨"。

（二）《证类本草》"惟"作"微"。

（三）《证类本草》无"也"字。

薏苡仁③

性平。去干湿脚气，大验（一）。

【校】

（一）此条据《嘉祐本草》补入。

---

① 薯蓣：俗称山药，又名山芋、玉延、儿草、白苕、野山豆、山板薯、九黄姜、白药子等。为薯蓣科植物薯蓣的块茎。肉质肥厚，圆柱形，含丰富的淀粉及黏液质、皂苷、胆碱、多酚氧化酶，维生素C等成分。味甘，性平。入肺、脾、肾经。有益精固肾、健脾补肺的作用。

② 助阴力：《名医别录》曰："主头面游风，头风眼眩，下气，止腰痛。治虚劳羸瘦。充五脏，除烦热，强阴。"

③ 薏苡仁：又名起突、感米、薏珠子、回回米、草珠儿、菩提子、苡米、尿珠子、催生子等。味甘、淡，性凉。入脾、肺、肾经。有健脾利湿、补肺清热、去风胜湿、利筋脉的作用。苡仁与粳米煮粥食，或酿酒日常服用，可治疗风湿性关节炎、消水肿、除胸中邪气、通筋络、活血脉、健脾胃，是较好的食疗上品，对南方潮湿地带民众尤宜。

蕹菜^① _(一)

味甘，平。无毒。主解野葛^②毒。煮食之，亦生捣服之。岭南种之。蔓生，花白，堪为菜。云南人先食蕹菜，后食野葛，二物相伏，自然无苦。又，取汁滴野葛苗，当时菸_(二)死。其相杀如此。张司空云：魏武帝^③啖野葛至一尺，应是先食此菜也。

【校】

（一）此条据《嘉祐本草》新补药补入。

（二）菸（yū），败坏也。《食疗本草》敦煌本作"苗"。

薄荷^④

平。解劳，与蕹相宜^⑤。发汗，通利关节。杵_(一)汁服，去心脏风热。

---

① 蕹（wèng）菜：一年生蔓状草本植物，茎中空，叶互生。又名蕹菜、瓮菜、空心菜、空筒菜、藤藤菜、无心菜。为旋花科植物蕹菜的茎、叶或根。味甘，性寒。有清热凉血、消肿止痛、治蛇虫咬伤等作用。

② 野葛：钩吻，又名除辛、黄藤、断肠草、烂肠草等。为马钱科植物胡蔓藤的全草。味辛、苦，性温。有祛风、消肿、止痛、攻毒的作用。

③ 魏武帝：曹操。

④ 薄荷：古籍名英生、冬苏、鸡苏、蕃荷叶、夜息花、连钱草、金钱薄荷、龙脑薄荷等。为唇形科植物薄荷或家薄荷的全草或叶。薄荷有浓郁的辛凉香味，入肝、肺两经。其含有挥发油，油中主要成分是薄荷醇、薄荷酮、乙酸薄荷酯以及其他萜烯类化合物，具有疏风定痛、散热辟秽、消肿解毒的作用。

⑤ 与蕹相宜：《本草图经》曰："与蕹作虀食，近世医家治伤风、头脑风，通关格及小儿风涎，为要切之药。"《药性论》曰："去愤气，发毒汗，破血止痢，通利关节。"

【校】

（一）《食疗本草》敦煌本"杵"作"捣"。

貒[①]

肉平，味酸。

骨[②]主上气咳嗽。炙末，酒和三合，服之，日二，其嗽必差。

主[(一)]服丹石劳热。患赤白痢多时不差者，可煮肉经宿露中，明日[(二)]空腹和酱食之，一顿即差。又，瘦人可和五味煮食，令人长脂肉，肥白。曾服丹石，可时时服之。丹石恶发热，服之妙。

【校】

（一）此条据《嘉祐本草》引"孟诜云"补入。

（二）《经史证类大观本草》"日"误作"目"。

獭[③]

患咳嗽者，烧为灰，酒服之。

---

① 貒（tuān）：又作"猯（tuān）"，又名貛、地猪、貛独。为鼬科动物猪貛的肉。味酸，性平。有补中益气、治羸瘦、小儿疳积、水肿病等功能。现行法律法规规定禁止食用。

② 骨：味辛、酸，性温。炙黄研末或浸酒，主治风湿筋骨疼痛、利肺止咳等。

③ 獭：属鼬科动物。又名水狗、水毛子、獭猫。味甘、咸，性寒。主治虚劳骨蒸、水肿胀满、大小肠秘涩及妇女经闭。不可与兔肉、柿子同食。现行法律法规规定禁止食用。

肉性寒，无毒。煮汁，治（一）时疫及牛马疫①，皆煮汁，停冷，灌之。又，若患寒（二）热毒，风水虚胀，即取水獭一头，剥去皮②和五脏、骨③、头、尾等，炙令干，杵末，水下方寸匕，日二服，十日差。

獭肝④（三）主疰（四）病相染，一门悉患者，以肝一具，火炙末，以水和方寸匕，服之，日再服。

谨按：服之，下水胀。但热毒，风［水］虚胀（五）食之即差。若是冷气虚胀食，益虚肿甚也。只治热，不治冷，不可一概尔（六）。

【校】

（一）《证类本草》"治"前有"主"字。

（二）《食疗本草》敦煌本无"寒"字。

（三）此条据《嘉祐本草》引"孟诜云"补入。

（四）《食疗本草》敦煌本"疰"作"疫"。

（五）《食疗本草》敦煌本引作"风水虚胀"，是。上文《食疗》云"若患寒热毒，风水虚胀"，是，有"水"字之证，今据补。

（六）《本草纲目》引下有"为其性寒耳"一句。

————————

① 治时疫及牛马疫：《名医别录》曰："疗疫气，温病。"

② 皮：煮汁服，治水癫病。

③ 骨：治呕哕不止，疗鱼骨哽噎。研末调贴无名恶毒疮。

④ 肝：《名医别录》曰："却鱼鲠，止久嗽。"

鳝鱼① (一)

补五脏，逐十二风邪。患恶(二)气人，常(三)作臛，空腹饱食，便以衣盖卧(四)，少顷当汗出如白胶，汗从腰脚中出。候汗尽，暖五木(五)汤浴，须慎(六)风一日，更三五日一服。并治湿风。

【校】

（一）此条据《嘉祐本草》引"孟诜云"补入。

（二）《经史证类大观本草》无"恶"字。

（三）常，一本作"当"。

（四）《食疗本草》敦煌本"卧"作"身"。

（五）《本草纲目》"五木"作"五枝"。

（六）《经史证类大观本草》"慎"作"忌"。

鯮鱼② (一)

平。补五脏，益筋骨，和脾胃，多食宜人。作鲊尤佳。曝干，甚香。羹不毒，亦不发病。

【校】

（一）此条据《嘉祐本草》引"八种食疗余"补入。

---

① 鳝鱼：今称鳝鱼。又名鮔、黄鮔、海蛇。腹下黄者称黄鳝；色白者称白鳝；青者称藤鳝，还有一种风鳝，善穿深潭，冬寒穴里始可得。其味甘，性温。入肝、脾、肾经。《滇南本草》曰："治痨伤，添精益髓，壮筋骨。"鳝鱼头烧灰，治小肠痛、痢疾、消渴；鳝鱼血生用，最疗口眼㖞斜、鼻衄等症。

② 鯮（zōng）鱼：又名鳛（zōng）鱼、尖头鳡（gǎn）。为鲤科动物鯮鱼。味甘，性平。

鹧鸪①（一）

能补五脏，益心力，聪明。此鸟出南方，不可与竹笋同食，令人小腹胀。自死者，不可食。一言此鸟天地之神，每月取一只，飨至尊，所以自死者，不可食也。

【校】

（一）此条据《嘉祐本草》引"孟诜云"补入。

---

① 鹧鸪：又名越雉、越鸟。味甘，性温。《随息居饮食谱》曰："利五脏，开胃，益心神。"

十七画

藋菌[①]（一）

寒。发五脏风拥经脉。动痔病。令人昏昏多睡（二）。背膊（三）、四肢无力。又，菌子有数般（四），槐树上生者良，野（五）田中者，恐有毒，杀人。又，多（六）发冷气，令腹中微微痛。

【校】

（一）此条据"桑根白皮"下《嘉祐本草》引"孟诜云"补入。

（二）《食疗本草》敦煌本引作"令人昏，多睡"。

（三）《食疗本草》敦煌本"背膊"作"首膊"。

（四）《食疗本草》敦煌本"般"作"种"。

（五）《食疗本草》敦煌本无"野"字。

（六）《食疗本草》敦煌本无"多"字。

---

① 藋（guàn）菌：又名藋芦、鸛（guàn）菌。多生长在芦苇沼泽中。为菜类菌类之一种。其菌色白，质轻虚，表里相似，与其他菌类不同。其味咸、甘，性平，有小毒。《本经》曰："主心痛，温中。去长虫、蛲虫、蛇螫（shì）毒、症瘕诸虫。"《药性论》曰："藋菌味苦，能除腹内冷痛，治白秃。"

鯸鮧鱼①^{（一）}

有毒，不可食之。其肝毒杀人。缘腹中无胆，头中无鳃，故知害人。若中此毒及鲈鱼毒者，便刲芦根煮汁饮，解之。

又，此鱼行水之次，或自触物，即自怒气胀，浮于水上，为鸦鹞所食。

【校】

（一）此条据《嘉祐本草》引"八种食疗余"补入。

麋②肉^{（一）}

益气补中，治腰脚。不与雉③肉同食。

谨按：肉多无功用，所食_{（二）}亦微，补五脏不足气。多食令人弱房，发脚气④_{（三）}。

【校】

（一）此条据《嘉祐本草》引"孟诜云"补入。

（二）食，《食疗本草》敦煌本作"益"。

---

① 鯸（hóu）鮧（yí）鱼：河豚。古籍名有赤鲑、鯸鲐、鲵鱼、吹肚鱼、气泡鱼、胡夷鱼等。为鲀科动物弓斑东方鲀、虫纹东方鲀、暗色东方鲀的肉。河豚有毒，毒素多存在于睾丸、卵巢、眼、肝、脾和血液中，食用时应除去内脏、生殖系统、两目，刮去表皮及表面黏液、洗净血液。但毒素不易去尽，以不吃为宜。

② 麋：四不像。味甘，性温热。功用同鹿肉，有补血益气、强筋骨、健腰膝、补肾充髓的作用。麋鹿，现行法律法规规定禁止食用。

③ 雉：详见"雉"条。

④ 多食令人弱房，发脚气：陶弘景曰："不可合虾及生菜、梅、李果实食之，皆病人。"外感风寒者尤忌服。

（三）《本草纲目》引此下有"妊妇食之，令子目病"一句。

麋骨（一）

除虚劳至良。可煮骨作汁，酿酒饮之，令人肥白，美颜色。

【校】

（一）此条据《嘉祐本草》引"孟诜云"补入。

麋角①（一）

补虚劳，填髓。

理角法：可五寸截之，中破，炙令黄香后，末，和酒空腹服三钱匕。若卒心痛，一服立瘥。常服之，令人赤白如花。益阳道，不知何因，与肉功不同尔。亦可煎作胶②，与鹿角胶③同功。

茸④甚胜鹿茸，仙方甚重。又，丈夫冷气及风、筋骨疼痛，作粉长服。又，于浆水中研为泥，涂面，令不皱，光华

---

① 麋角：麋角味甘，性温。《日华子本草》曰："添精补髓，益血脉，暖腰膝，悦色，壮阳，疗风气，偏治丈夫，胜鹿角。治腰膝不仁，补一切血病。"

② 胶：《唐本草》曰："麋角煮为胶，亦胜白胶。"即胜鹿角胶也。

③ 鹿角胶：详见"鹿"条。

④ 茸：麋茸味甘，性温。《本草纲目》曰："治阴虚劳损，一切血病，筋骨腰膝酸痛，滋阴益肾。"

可爱。

又，常［见］(二)俗人以皮作靴，熏脚气(三)。

【校】

（一）此条据《嘉祐本草》引"孟诜云"补入。

（二）"常"下《食疗本草》敦煌本引有"见"字，于文义明了，今据补。

（三）《本草纲目》引作"做靴袜，除脚气"。

十八画

藕①（一）

生食之（二），主霍乱后虚渴、烦闷②、不能食（三）。其产后忌生冷物（四），惟藕不同。生冷为能破血③故也（五）。

又，蒸食④，甚补五脏，实下焦。与蜜同食，令人腹脏肥，不生诸虫（六）。

亦可代粮，仙家有贮石莲子⑤及干藕经千年者，食之至妙矣（七）。

寒（八）。右主补中焦，养神气，益气力，除百疾。久服轻身耐寒不肌、延年。

【校】

（一）此条据《嘉祐本草》引"孟诜云"补入。

（二）卷子本作"生食，则主治"云云。

---

① 藕：又名光旁，为睡莲科植物莲的肥大根茎。味甘，性寒。入心、脾、胃经。藕生用有清热凉血、止血散瘀的作用；熟用健脾开胃、益血生肌、有止泻补五脏的作用。藕可制成粉剂。

② 主霍乱后虚渴、烦闷：《圣济总录》姜藕饮治霍乱吐不止，兼渴，用生藕、生姜研绞取汁，不拘时服。还可以与梨汁配合，专治烦闷口渴症。

③ 生冷为能破血：《本草经疏》曰："藕，生者甘寒，能凉血止血、除热清胃，故主消散瘀血、吐血、口鼻出血、产后血闷，罨（ǎn）金疮伤折及止热渴、霍乱、烦闷、解酒。"

④ 蒸食：《随息居饮食谱》曰："藕以肥白纯甘者良。生食宜鲜嫩，煮食宜壮老，用砂锅桑柴缓火煨极烂，入炼白蜜收干食之，最补心脾。若阴虚、肝旺、内热、血少及诸失血证，但日熬浓藕汤饮之，久久自愈，不服他药可也。"

⑤ 石莲子：见"莲子"条注。

（三）卷子本下作"长服生肌肉，令人心喜悦。案《经》：神仙家重之，功不可说。其子能益气，即神仙之食，不可具说"数句。

（四）卷子本作"凡产后诸忌，生冷物不食"。

（五）卷子本作"生类也，为能散血之故，但美即而已"。

（六）卷子本作："可以代粮，蒸食，甚补益下焦，令肠胃肥厚，益气力。与蜜食相宜，令腹中不生虫。"

（七）卷子本作"食之不饥"。下又有"轻身、能飞，至妙。世人何可得之"数句。其下又有"凡男子食之，须蒸熟服之，生吃损血"双行小字注。

（八）此条据卷子本补入。

覆盆子①

味酸。五月于麦田中得之良。采得（一），即烈日晒干，免烂不堪（二）。江东亦有名悬钩子②，大小形异，气味功力

① 覆盆子：又名乌藨（pāo）子。为蔷薇科植物掌叶覆盆子、插田泡等的未成熟果实。《日华子本草》曰："安五脏，益颜色，养精气，长发，强志。疗中风身热及惊。"又，《开宝本草》曰："补虚续绝，强阴建阳，悦泽肌肤，安和脏腑，温中益力，疗劳损风虚，补肝明目。"

② 悬钩子：又名山莓、木莓、藨子、沿钩子、大麦泡等。为蔷薇科植物悬钩子的未成熟果实。《本草纲目》曰："悬钩，树生，高四、五尺。其茎白色，有倒刺。其叶有细齿，青色无毛，背后淡青，颇似樱桃叶而狭长。又，似地棠花叶，四月开小白花，结实红色，今人亦通呼为藨子。实似藨莓而大，可食。孟诜、大明并以此为覆盆，误矣。"但江苏地区仍以此品当覆盆子使用。悬钩子味酸，性平。与覆盆子功用不尽相同。

同（三）。北土无悬钩，南地无覆盆，是土地有前后生，非两种物耳（四）。

平（五）。右主益气轻身①，令人发不白。其味甘、酸②。

【校】

（一）卷子本作"采其子"。

（二）卷子本作"于烈日中晒之，若天雨即烂，不堪收之"。

（三）卷子本作"江东十月有悬钩子，稍小异形，气味一同"。

（四）卷子本作"然北地无悬钩子，南方无覆盆子，盖土地殊也。虽殊名，但非两种之物。其功用亦相似"。

（五）此条据卷子本补入。

---

① 主益气轻身：《本草经疏》论覆盆子药理曰："其主益气者，言益精气也。肾藏精，肾纳气，精气充足，则身自轻，发不白也。"

② 其味甘、酸：《名医别录》曰："味甘，性平。"

十九画

鳗鲡_(一)鱼^①

煞_(二)虫毒，干烧炙之令香，食之三五度，即差_(三)，长服尤良。

又，压诸草石药毒，不能损伤人_(四)。

又，五色者，其功最胜也。又，疗妇人带下百病，一切风瘙如虫行_(五)。其江海中难得，五色者出歙州溪泽潭中_(六)，头似蝮蛇，背有五色文者是也。

又，烧之熏毡中，断蛀虫。置其骨于箱衣中，断白鱼诸虫咬衣服。又，烧之熏舍屋，免竹木生蛀虫^②_(七)。

又_(八)，熏下部痔虫，尽死。患诸疮瘘及疬疡风_(九)，长食之甚验。腰肾间湿风痹常如水洗者，可取五味、米煮，空腹食之_(十)，甚补益。湿脚气人，服之良。

【校】

（一）《食疗本草》敦煌本无"鲡"字。

（二）煞，《食疗本草》敦煌本作"杀"。

（三）《嘉祐本草》引"孟诜云"作"干末，空腹食之，三五度差"。

---

① 鳗鲡鱼：又名白鳝、蛇鱼、风鳗、青鳝、白鳗等。味甘，性平。一说性寒。入脾、肾二经。《日华子本草》曰："治劳，补不足。杀虫毒恶疮，暖腰膝，起阳。疗妇人产户疮虫痒。"

② 免竹木生蛀虫：陶弘景云："鳗鲡鱼，炙以熏诸木竹，辟蛀虫。"

（四）《嘉祐本草》引"孟诜云"作"诸草石药毒食之，诸毒不能为害"。

（五）《嘉祐本草》引"孟诜云"作"兼女人带下百病，一切风"。《食疗本草》敦煌本引"兼"下有"治"字，"瘙"作"痒"字。

（六）《嘉祐本草》引"孟诜云"无"溪泽潭中"四字。《食疗本草》敦煌本"五色"作"玉色"，误。

（七）《本草纲目》引作"张鼎云：烧烟熏蚊，熏毡及屋舍柱木断蛀虫，置骨于衣箱断诸蠹"。

（八）此条据《嘉祐本草》引"孟诜云"补入。

（九）《食疗本草》敦煌本"风"下有"者"字。

（十）《延寿类要》本引无"湿"字，"服"作"食"。

蟹①

蟹足斑、目赤不可食，杀人。又，堪治胃气、消食(一)。又，八月前，每个蟹腹内有稻谷一颗，用输海神，待输芒后，过八月方食即好，经霜更美，未经霜时有毒(二)。又，盐淹之作虫蝑②(三)，有气味③。和酢食之，利肢节，去五脏

_____

① 蟹：又名蛫（guǐ）、蜅（fǔ）、郭索、拼（bìng）钳。为方蟹科动物中华绒螯蟹的肉及内脏。味咸，性寒。入胃、肝经。有清热散血、开胃、续筋骨的作用。《本草衍义》曰："此物极动风，体有风疾人，不可食。"

② 蝑：蝑（xū），用盐腌藏的蟹，即称作蝑。

③ 有气味：蟹味咸，性寒。入胃及肝经。咸走血而软坚，故能解结散血，所以蟹主治胸中烦闷、热郁结痛也。

中烦闷气（四）。其物虽恶形容，食之甚益人（五）。

爪①能安胎（六）。

蟹（七）脚中髓及脑②，能续断筋骨。人取蟹脑髓，微熬之，令纳疮中，筋即连续。

蟹虽消食（八），治胃气，理经络，然腹有毒，中之，或致死。急取大黄、紫苏、冬瓜汁解之③，即差。

蟹目相向者，不可食（九）。

蟹至八月即啿芒两茎（十），长寸许，东向至海，输送蟹王之所。

鼎曰（十一）：娠妇食之，令子横生④。

【校】

（一）《嘉祐本草》引"孟诜云"作"主散诸热，治胃气，理经脉，消食"。《食疗本草》敦煌本引无"堪"字。

（二）《嘉祐本草》引"孟诜云"作"八月输芒后食好，未输芒时为长未成"。《食疗本草》敦煌本引无"待"字，"为长未成"作"生长未成"。

（三）《食疗本草》敦煌本"蟹"作"腥"。《经史证

① 爪：据《名医别录》及《滇南本草》：其有破血堕生胎，下死胎的作用，孕妇忌服之。此言"能安胎"，恐有误字。

② 脑："脑"的异体字。《本草拾遗》曰："蟹脚中髓、脑、壳中黄，并能续断绝筋骨，取碎之微熬，纳疮中，筋即连也。"

③ 急取大黄、紫苏、冬瓜汁解之：《日用本草》曰："偶中蟹毒，煎紫苏汁饮之，或捣冬瓜汁饮之，俱可解散。"

④ 娠妇食之，令子横生：此条文又见《杨氏产乳》。纯属迷信之说，不可据。

食疗本草

303

类大观本草》作"蝟"互通。

（四）《嘉祐本草》引"孟诜云""和酢"作"就醋"。《食疗本草》敦煌本"肢"作"关"。宋人傅肱《蟹谱》引"孟诜《食疗本草》"曰："以盐渍之，甚有佳味。沃以苦酒，通利支节，去五脏烦闷。"

（五）《嘉祐本草》引"孟诜云"作"其物虽形状恶，食甚宜人"。

（六）《本草纲目》下注出"张鼎"。

（七）此条据《医心方》卷三十所引补入。

（八）此条据宋人傅肱《蟹谱》引"孟诜《食疗本草》云"补入。

（九）此条据宋人傅肱《蟹谱》引"孟诜《食疗本草》云"补入。

（十）此条据宋人傅肱《蟹谱》引"孟诜《食疗本草》云"补入。

（十一）此条据李时珍《本草纲目》引文补入。

鳖①（一）

主妇人漏下（二），羸瘦。中春食之美（三），夏月有少腥气。

---

① 鳖：又名甲鱼、团鱼。味甘，性平，一说性冷。有滋阴凉血，补劳伤、壮阳气，消癥瘕症瘕的作用。

其甲①岳州（四）昌江者为上。赤足不可食，杀人。

【校】

（一）此条据《嘉祐本草》引"孟诜云"补入。

（二）《本草纲目》引"漏下"下有"五色"二字。

（三）《食疗本草》敦煌本作"味美"。

（四）《食疗本草》敦煌本"岳州"前有"以"字。

---

① 甲：又称上甲、团鱼甲。含有角蛋白、碘质、动物胶、维生素D等成分。鳖甲有清热养阴、平肝熄风、软坚散结的作用。鳖甲胶，即为背甲煎熬而成的胶块，有滋阴补血、退热消瘀的作用，与鳖甲食治相近。

二十画

蘩蒌①

［温。］不用令人长食之，恐血尽②（一）。

或云：烦蒌即藤也，又，恐白软草③是。

煮作羹食之，甚益人（二）。又方：捣蘩蒌封上④（三）。

【校】

（一）《本草纲目》引作"能去恶血，不可久食，恐血尽"。于文义明了。"温"字据《本草纲目》引"诜曰"补入。

（二）此条据《医心方》"膳玄子张曰"补入。

（三）此条据《医心方》"治隐轸疮方"所引补入。

鼍⑤（一）

疗惊恐及小腹气疼。

---

① 蘩蒌：又名薮（áo）、滋草、鹅肠菜、五爪龙等。为石竹科植物繁缕的茎、叶。味甘、微咸，性平。有活血化瘀、解热利尿、催生催乳、治产后腹痛的作用。

② 不用令人长食之，恐血尽：《本草拾遗》曰："主破血。"《范汪方》治产妇有块作痛，用蘩蒌草满手两把，以水煮服之。可证其去瘀血的功力，妇女素来血虚及无瘀滞者忌服。

③ 白软草：见"鸡肠草"条注。

④ 捣蘩蒌封上：指捣烂后敷跌打伤、痈肿等。

⑤ 鼍（tuó）：扬子鳄，又名土龙、猪婆龙。为鼍科动物扬子鳄的肉。味甘（一说咸、涩），有小毒，性微寒。《本草拾遗》曰："主湿气邪气诸蛊。"其鳞甲，又称为鼍甲。味辛，性温，有毒。有消积逐瘀、杀虫的作用。现行法律法规规定禁止食用。

【校】

（一）此条据《嘉祐本草》引"孟诜云"补入。

鳜①

平。补劳。益脾胃。稍(一)有毒。

【校】

（一）《食疗本草》敦煌本"稍"作"少"。

糯米②(一)

寒。使人多睡，发风，动气，不可多食。

又，霍乱后(二)吐逆不止，清水研一碗，饮之即止。

【校】

（一）此条据《嘉祐本草》引"孟诜云"补入。

（二）《食疗本草》敦煌本引无"后"字。

---

① 鳜：鳜鱼，又名水豚、桂鱼、鳟鱼、石桂鱼、锦鳞鱼等。为鮨科动物鳜鱼的肉。味甘，性平。有补虚劳、养血去瘀、健脾开胃、杀劳虫的功用。江南人多食之。

② 糯米：俗称江米、元米。味甘，性温。入脾、胃、肺经。有补中益气、暖脾胃、止虚寒泻痢的作用。

二十一画

鳢鱼^① _{（一）}

下大、小便拥塞气^②。

又，作鲙，与脚气、风气人食之效。

又，以大者洗去泥，开肚，以胡椒末半两，切大蒜三两颗，纳鱼腹中缝 _{（二）} 合，并和小豆一升，煮之，临熟，下萝卜三五颗 _{（三）}，如指大 _{（四）}，切葱一握，煮熟，空腹服之。并豆等，强饱尽食之，至夜即泄气无限。三五日更一顿，下一切恶气。

又，十二月作酱食也。

【校】

（一）《食疗本草》敦煌本作"蠡鱼"。

（二）《食疗本草》敦煌本"缝"作"纵"。

（三）《食疗本草》敦煌本作"三颗"。

（四）《食疗本草》敦煌本作"颗如指大"。

---

① 鳢（lǐ）鱼：又名蠡（lǐ）鱼、鲖鱼、文鱼、黑鱼、蛇皮鱼、黑火柴头鱼。味甘，性寒。有行水渗湿、解毒去热、澄清肾水、补心养阴的功用。

② 下大、小便拥塞气：陶弘景曰："疗肿满：鳢鱼合小豆白煮食。"又，《食医心镜》治十种水气病，方用：鳢鱼一头（重一斤以上），熟取汁，和冬瓜、葱白做羹食之。可参考使用。

麝①

作末服之，辟（一）诸毒热，煞蛇毒，除惊怖（二）恍惚。蛮人常食，似麞肉而腥气。蛮人云：食之不畏蛇毒故也。脐中有香②，除百病，治一切恶气痊病。研了，以水服之。

【校】

（一）《食疗本草》敦煌本"辟"作"碎"。

（二）《证类本草》"怖"作"怪"。

---

① 麝：俗称香獐。现行法律法规规定禁止食用。

② 脐中有香：麝香，又名脐香、臭子、腊子、当门子、香脐子等。为雄性麝香腺囊中的分泌物。味辛，性温。入心、肝、脾经。《本草纲目》曰："通诸窍，开经络，透肌骨，解酒毒，消瓜果食积。治中风、中气、中恶、痰厥、积聚症瘕。"现代医学分析其有镇心安神，兴奋呼吸、循环系统的作用。适用于冠心病、心肌梗死、心绞痛及痰涎涌滞、神昏谵语等急性病症。孕妇忌用。

二十二画

麛骨①

道家用供养星辰者，盖为不管十二属（一），不是腥腻也（二）。

肉②（三）亦同麇。酿酒③。道家名为"白脯④"，惟麛鹿是也。余者不入。

又（四），其中往往得香，栗（五）子大，不能全香。亦治恶病。

其肉（六）八月止（七）十一月食之，胜羊肉。自十二月止七月食，动气也。

又（八），若瘦恶者食，发痼疾也（九）。

【校】

（一）《食疗本草》敦煌本作"盖为不属十二辰"。

（二）《食疗本草》敦煌本作"不是腥腻禁忌物也"。《本草纲目》下有"无禁忌"三字。

（三）此条据《嘉祐本草》引"孟诜云"补入。

（四）此条据《嘉祐本草》引"孟诜云"补入。

---

① 麛骨：味甘，性温。有补益精髓、益气力、悦人颜色的功效。多用于老弱产妇。

② 肉：味甘，性微温。功同"骨"。

③ 酿酒：宁原《食鉴本草》曰："酿酒，又有祛风之功。"

④ 白脯：陶弘景曰："俗云白肉是麛，其胆白，易惊怖也。"苏颂云："道家以麛鹿肉羞为'白脯'，言其无禁忌也。"

（五）《食疗本草》敦煌本"粟"作"粟"。

（六）此条据《嘉祐本草》引"孟诜云"补入。

（七）止，《食疗本草》敦煌本作"至"，下同。

（八）此条据《嘉祐本草》引"孟诜云"补入。

（九）若，《食疗本草》敦煌本作"苦"；食，后有"之"字。《本草纲目》下有"不可合鹄肉食，成症疾。又，不可合梅、李、虾食，病人"数语。